LAOZHONGYI JIAONI ERSHISI JIEQI YANGSHENG

老中医教你二十四节气养生

谢文英◎编著

时代出版传媒股份有限公司
安徽科学技术出版社

图书在版编目(CIP)数据

老中医教你二十四节气养生 / 谢文英编著. --合肥：安徽科学技术出版社,2019.10(2025.1 重印)
ISBN 978-7-5337-7922-1

Ⅰ.①老… Ⅱ.①谢… Ⅲ.①二十四节气-关系-养生(中医) Ⅳ.①R212

中国版本图书馆 CIP 数据核字(2019)第 105173 号

老中医教你二十四节气养生　　谢文英　编著

出 版 人：王筱文　选题策划：徐浩瀚　黄　轩　责任编辑：聂媛媛　黄　轩
责任校对：王　静　责任印制：廖小青　封面设计：翼倍特设计
出版发行：安徽科学技术出版社　http://www.ahstp.net
(合肥市政务文化新区翡翠路 1118 号出版传媒广场,邮编:230071)
电话：(0551)63533330
印　　制：北京柯蓝博泰印务有限公司　电话:(010)89565888
(如发现印装质量问题,影响阅读,请与印刷厂商联系调换)

开本：710×1010　1/16　印张：17　字数：350 千
版次：2019 年 10 月第 1 版　2025 年 1 月第 3 次印刷

ISBN 978-7-5337-7922-1　定价：59.00 元

前言 FOREWORD

二十四节气是古人根据黄道面划分制定的，反映了太阳对地球产生的影响，它是祖先创造、总结出来的人类生产和生活经验。每当一个节气到来的时候，都预示着气候的温差变化，同时也暗示着物象的更新交替。

二十四节气包括立春、雨水、惊蛰、春分、清明、谷雨、立夏、小满、芒种、夏至、小暑、大暑、立秋、处暑、白露、秋分、寒露、霜降、立冬、小雪、大雪、冬至、小寒、大寒。人们为了方便记忆，总结了“二十四节气歌”：春雨惊春清谷天，夏满芒夏暑相连，秋处露秋寒霜降，冬雪雪冬小大寒。

二十四节气的气候各不相同，春季六节气温和，夏季六节气炎热，秋季六节气干燥，冬季六节气寒冷。其中，每一个季节的六个节气在总体气候之下，具体的表现又有不同。比如春季六节气，立春河水还没解冻，雨水之际冰雪融化，惊蛰草木发芽，春分燕雀飞舞，清明细雨纷飞，谷雨春意盎然。这样一来，即使是在同一个季节，不同的节气也需要采取不同的养生方式。比如，惊蛰之际乍暖还寒，要注意保暖，清明时节雨多潮湿，要注意防湿。

二十四节气反映的物候特征说明了自然界的一切生活都和节气密切相关，人也不能脱离天地气息而存在。人体脏腑、七窍四肢、筋骨皮肉等组织的功能活动也都受节气变化的影响。所以，人们可以根据自身体质情况，采取相应的调养方法。

早在两千多年前，《黄帝内经》中就已经明确提出了顺应四时的养生观点，“夫四时阴阳者，万物之根本也。所以圣人春夏养阳，秋冬养阴，以从其根；故与万物沉浮于生长之门。逆其根则伐其本，坏其真矣”。也就是说，人要顺应四时之气调摄身体才能够健康，这也是天人相应的体现。

本书详细介绍了每个节气的气候特点，并根据相应的气候特点给出了合理的饮食、起居、运动、保健等方面的调养方法，帮助读者做到顺应四时之阴阳消长，达到天人合一的目的。

本书在编写的过程中参考了大量古今文献，但难免有所疏漏，还望广大读者批评指正。

编　者

目录 CONTENTS

上篇

老中医浅谈二十四节气与养生

下篇

顺应节气，跟老中医学养生

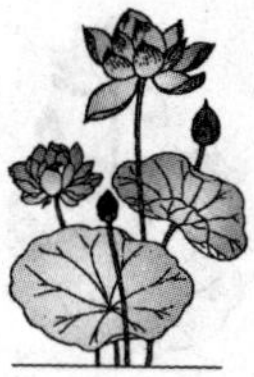

上篇

老中医浅谈二十四节气与养生

春雨惊春清谷天，夏满芒夏暑相连，

秋处露秋寒霜降，冬雪雪冬小大寒。

每月两节不变更，最多相差一两天，

上半年来六、廿一，下半年是八、廿三。

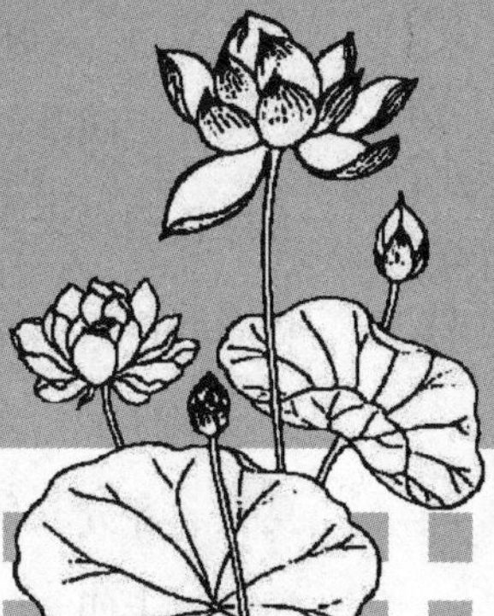

二十四节气的由来

二十四节气是根据一年内太阳在黄道（地球绕太阳公转的轨道面在地球上的投影）上的位置变化和引起地面气候的演变次序，将全年平均分成24等分，并给每个等分起名，这就是二十四节气的由来。

当太阳垂直照射赤道时，定为“黄经零度”，即春分点。从这里出发，每前进15°就为一个节气，从春分往下依次顺延，为清明、谷雨、立夏等。待运行一周后又回到春分点，此为一个回归年，共360°，因此分为二十四节气。每个节气约间隔半个月，分列在12个月里面。

在我国古代，为了让农民通过寒暑气候变化决定农事进展或作为生活起居的参考，古代历法学家规定：将每年冬至到次年冬至的一回归年时间平分为12等分，称为中气，再将2个中气等分称为节气，为二十四节气。然而，由于地球绕太阳运行的轨道为椭圆形，某些节气无法反映出某处真实的气候状况。所以，从清代开始，才另定以春分点为0°，太阳在黄道上每运行15°定为一个节气或中气，现在的中气和节气统称为“节气”。所谓“气”就是气象、气候的意思。

二十四节气和季节、温度、降水及物候有密切的联系，是我国劳动人民长期对天文、气象、物候进行观测、探索和总结的结果。它起源于我国的黄河流域，早在春秋战国时期，我国就已经能用土圭（在平面上竖一根杆子）来测量正午太阳影子的长短，并且通过长短来确定冬至、夏至、春分、秋分4个节气。后来，经过不断的改进与完善，到秦汉年间，二十四节气已完全确立。公元前104年，由邓平等人制订的《太初历》正式把二十四节气订于历法，明确了二十四节气的天文位置。

二十四节气的命名

在全球环境日益变化的时代，二十四节气依然是老百姓春耕、秋种最有效的时间表。二十四节气的命名分类如下。

✲ 四个“反映”

❶ 反映四季变化的节气：立春、春分、立夏、夏至、立秋、秋分、立冬、冬至 8 个节气。

❷ 反映温度变化的节气：小暑、大暑、处暑、小寒、大寒 5 个节气，表示一年中最热、最冷的出现时期。

❸ 反映天气现象的节气：雨水、谷雨、白露、寒露、霜降、小雪、大雪 7 个节气。其中，白露、寒露、霜降反映气温下降的过程与程度；雨水、谷雨、小雪、大雪则反映降雨、降雪的程度。

❹ 反映物候现象或农事活动的节气：惊蛰、清明、小满、芒种 4 个节气。

✲ 六个“关于”

❶ 关于“四立”。“四立”即立春、立夏、立秋、立冬。公历上一般分别在每年的 2 月 4 日、5 月 5 日、8 月 7 日和 11 月 7 日前后，相差不过一两天。“立”有开始的意思，“四立”象征着四季的开始。但是我国各地天气气候差异很大，比如说立春时节，江南地区已经呈现出一片盎然的春意，而我国的北方还是雪花飞舞的冬天。

❷ 关于“两至”。“两至”即夏至和冬至，“至”是极、最的意思，一般分别是每年阳历的 6 月 21 日和 12 月 22 日。冬至这一天在北半球白昼最短、黑夜最长；夏至则相反。

❸ 关于“两分”。“两分”即春分和秋分，“分”在这里表示平分，一般分别在每年阳历的 3 月 20 日和 9 月 23 日左右，这两天昼夜时间相等。

❹ 关于“三暑”。“三暑”即小暑、大暑、处暑，“暑”指炎热。小暑不是最热的时候，大暑才是最热的时节，处暑是暑天即将结束的日子。它们分别在每年阳历的 7 月 7 日、7 月 23 日和 8 月 23 日左右。

❺ 关于“两雪”。“两雪”即小雪、大雪，进入这个节气表示开始降雪，小和大表示降雪的程度。小雪在每年阳历的 11 月 22 日左右，大雪则在 12 月 7 日左右。

❻ 关于“两寒”。“两寒”即小寒、大寒，天气变得寒冷，小寒还未到达最冷，大寒为一年中最冷的时节。每年阳历的 1 月 5 日和 1 月 20 日左右为小寒和大寒。

✽ **其他节气**

❶ 雨水。表示降水开始，并且雨量逐步增多。每年阳历的 2 月 18 日前后为雨水。

❷ 惊蛰。春雷初响，惊醒了蛰伏在土壤中冬眠的动物。这时气温回升较快，渐有春雷萌动。每年阳历的 3 月 5 日左右为惊蛰。

❸ 清明。气候温暖，天气清和明朗。每年阳历的 4 月 5 日左右为清明。

❹ 谷雨。降雨量增多，对谷类生长有利。每年阳历的 4 月 20 日前后为谷雨。

❺ 小满。麦类等夏熟作物的籽粒开始灌浆，但还未成熟。每年阳历的 5 月 21 日左右为小满。

❻ 芒种。麦类等有芒作物成熟，夏种开始。每年阳历的 6 月 5 日左右为芒种。

❼ 白露。气温开始下降，早晨草木上有了露水。每年阳历的 9 月 7 日前后是白露。

❽ 寒露。气温明显降低，空气已结露水，逐渐产生寒意。每年阳历的 10 月 8 日左右为寒露。

❾ 霜降。天气渐冷，开始有霜。每年阳历的 10 月 23 日前后为霜降。

顺应节气好养生

根据中医理论，人和自然界是“形神合一”的整体，人类机体的变化、疾病的发生都和二十四节气有着紧密的联系。二十四节气养生是根据不同节气阐释养生观点，通过养精神、调饮食、练形体等达到强身益寿的目的。

中医有云：“人法地，地法天，天法道，道法自然。”每个人出生的时间、环境不同，体质也会有所不同，患病的时候体征也有所区别，哪怕是用同样的药，也无法起到相同的效果。这也体现出了中医的独到之处，即一人一方、百人百药，辨证施治、因人而异。二十四节气养生也是依据这个自然法则产生的，它不仅可指导农民耕种，也可指导人们养生保健。

此外，十二经络在一年中的一进一出刚好对应着二十四个节气，人体五脏之病和四时之气相应，人体气血按一日十二时辰的阴阳消长有规律地流注到十二经脉中。经络上有 365 个穴位，而自然界中一年有 365 天，这也是人体和自然相联系的一个表现。

每隔 4 年的 2 月份润一日，全年也就变成了 366 天，而人体也会相应地每隔4年出现一次膏肓穴，这个膏肓穴就叫作第366穴。人在患病时，如果生病4年都没能痊愈，就容易危及生命，此即为古语上所说的“病入膏肓”。治病的过程中，膏肓穴出现那天是个关键，利用2月份润的这一天，通过膏肓穴对人体进行调整，能有效预防和改善某些疾病。

《灵枢·五乱》中有云：“经脉十二者，以应十二月。十二月者，分为四时。四时者，春秋冬夏，其气各异，营卫相随，阴阳已和……”意思就是说，十二经脉的气血运行、盛衰和四时阴阳消长同步。可见，人和自然是个统一整体，人体气血之运行与脏腑活动都和二十四节气同步相连，二十四节气的变化，也一定会引起人体身心上的变化。只有顺应四时，根据二十四节气的变化合理安排饮食起居，才可以顺应自然养生，长寿安康！

下篇

顺应节气，跟老中医学养生

立春梅花分外艳，雨水红杏花开鲜；
惊蛰芦林闻雷报，春分蝴蝶舞花间。
清明风筝放断线，谷雨嫩茶翡翠连，
立夏桑果像樱桃，小满养蚕又种田。
芒种玉秧放庭前，夏至稻花如白练；
小暑风催早豆熟，大暑池畔赏红莲。
立秋知了催人眠，处暑葵花笑开颜；
白露燕归又来雁，秋分丹桂香满园。
寒露菜苗田间绿，霜降芦花飘满天；
立冬报喜献三瑞，小雪鹅毛片片飞。
大雪寒梅迎风狂，冬至瑞雪兆丰年；
小寒游子思乡归，大寒岁底庆团圆。

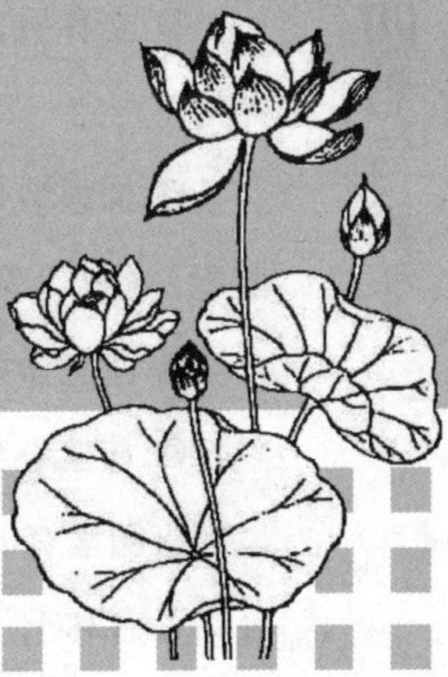

立春

——护肝气，肝气通畅，外邪不侵健康来

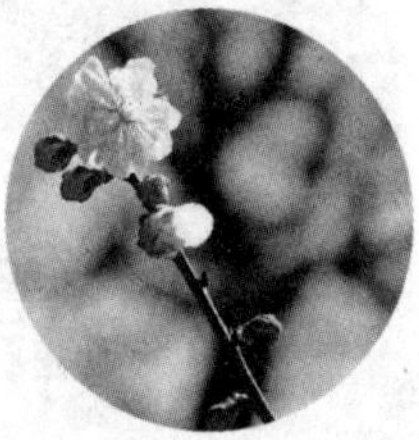

《惠崇春江晚景》

——苏轼

竹外桃花三两枝，
春江水暖鸭先知。
蒌蒿满地芦芽短，
正是河豚欲上时。

养生细节提醒：

◎ 立春后，细菌、病毒生长繁殖，所以要经常让室内的空气流通，保持室内空气清新。

◎ 加强锻炼，增强机体抗病能力，比如太极拳、健身操、慢跑、散步、登山、郊游、踏青等，都是非常不错的选择。

◎ 注意做好口鼻保暖，防止病毒从口入。

◎ 从立春到春分，人体的经气分别运行在肝、胆、脾、胃，如果以上脏腑素有旧疾，则容易复发。所以，经常做保健操能疏通以上脏腑经络，有利于预防旧疾复发。

1. 春与肝相应，立春养生要养肝

中医讲天人相应，人的一切都与大自然相感应。就人的五脏来说，中医里就有“五脏应四时，各有收受”的说法。也就是说，五脏在不同的季节发挥着不同的作用。人体有五脏六腑，其中五脏是心、肝、脾、肺、肾。我们知道，一年有四个季节：春、夏、秋、冬。但对于养生来说，是有五个季节的因为在春夏秋冬之间还存在一个叫“长夏”的季节。其中，春属木，与肝相应，正是“肝者……为阳中之少阳，于春气”。也就是说，人体肝脏与春季相应，肝的功能在春季最为旺盛，到了春季，肝主藏血、主疏泄的功能逐渐加强，肝所藏之血流向四肢。所以，春季要养肝。

✲ 睡眠——人卧则血归于肝

要说养肝，最简单的莫过于保证充足的睡眠。中医讲，“人卧则血归于肝”。肝脏有藏血调血的作用，白天身体各部分需要大量用血，肝脏就把血液派遣出去，并且每时每刻都在根据各部分需求量的多少来调遣。到了晚上，人们睡觉的时候，身体各部分的需血量减少，肝就会把血收回来，肝脏在得到了休息的同时，也得到了滋养。相反，如果睡眠不够，肝脏长时间得不到休息，就会伤肝。所以，即使中医养生提倡春天要“夜卧早起”，也并不是把“夜”大幅度延长，最晚不能超过晚上11点，早起也尽量不要早于早上6点。

人们在睡醒了之后，使劲儿伸个懒腰，也是很养肝的。清代马齐所著的《陆地仙经》里有这样一句话：“托踏应无病，三眠魂自安。”“托踏应无病”，意思就是说，两手上托如举千斤之重，尽力上托，两脚踏地如竖石柱一样直，这个动作其实就相当于伸懒腰，对肝脏很有好处。

对于以上这一点，其实用心感受生活的人可能早就有所感悟，清晨醒来，伸一伸懒腰，会有说不出的惬意与神清气爽。那么，伸懒腰养肝之说又从何而来呢？人在睡眠的时候，身体松软懈怠，气血流得很慢，也正是肝脏休息的时候，也就是“静养肝”。人们从睡梦中醒来之后，伸一伸懒腰，牵动全身，能迅速调整身体懒散的状态，加快血液循环。这样，就对肝脏的功能进行了锻炼，相当于“动养肝”。比如，一匹好马不能天天让它在马圈里养肥，还需要赶到草原上去驰骋。

✲ 饮食——提神醒脑补血养肝

当然，除了这样自然的养肝方式，养肝的重头戏在饮食上。用来养肝，首推元神养生粥。做法很简单，取大米、小米、燕麦、花生各 25 克，桂圆、枸杞、百合各 10 克。先将百合温水浸泡 20 分钟，然后捞出；再将以上食材洗净，放入锅中一起煮熟即可食用。此方能在早春时节补充热量，防倒春寒，补养脾胃，提升活力，改善困顿乏力的状态。

中医素有“以脏补脏”的说法，所以补肝还可以适当吃些动物肝脏。动物为血肉有情之品，气味淳厚，跟人体有相通互补之妙，它们所独具的补益作用也绝非一般草药所能比。当人体内脏、组织器官发生疾病时，可用相应的动物脏器来治疗。鸡肝味甘而温，补血养肝，为食补养肝的好选择。猪肝也是可以的，熬点黄豆猪肝汤就很不错，取猪肝、黄豆各 50 克，一起炖汤吃，每天 1 次。

✲ 生命线——反映肝气是否畅通

人体的能量在一年中是春生、夏长、秋收、冬藏。春季，人体的能量处在上升的趋势，所以古人说春主升发，而这种升发的力量靠的就是肝胆功能，即肝主升发。到了春季，肝气升发，人一年才有活力，所以才会有“一年之计在于春”的说法。可如果肝气升发时不注意饮食，就会导致内火，肝火也会变得很旺，于是很多女性就会在这个季节情绪波动较大。

✲ 养肝小运动——畅通肝胆经

在人的身体两侧肋部的位置，有肝胆经上非常重要的穴位——章门穴和期门穴，两边各两个门，一共四个门。可以用手从上往下推，专业的手法叫推四门。经常这样从上推到下，把两侧肋骨推到发热，那么肝胆经通畅，肝火就会疏泄出去，在春天也能保持好心情。

节气养生锦囊

立春祛斑小妙招：在沐浴时，利用浴刷来刷身体上的肝经，就能很好地通畅肝经、疏解肝气，脸上的肝斑就会慢慢地消减。人体大腿两侧是肝经循行经过的地方，而且对于女生来讲，这里也是身体上最敏感的一块皮肤。洗完澡之后，把身体擦干，不要隔着衣服，直接用小刷子在大腿内侧从上往下刷，反复刷 200 次左右，一直到大腿内侧的皮肤发红、发热为止，每天这样刷一刷，肝经就能很好地舒缓通畅。

2. 乍暖还寒，万物复苏，“咬春”在此时

立春是二十四节气中的第一个节气，又叫“打春”。“立”即“开始”的意思，我国以立春为春季的开始。每年的 2 月 4—5 日，太阳到达黄经 315°时就是立春。

立春后，垂柳芽苞“嫩如金色软如丝”，泥土中的小草正等待着“春风吹又生”。白天渐长，太阳逐渐暖和起来，大地也将呈现一片万物复苏的景象。

同样的，人体也在此时呈现出欣欣向荣的状态。这个“欣欣向荣”

指的是阳气。随着大地逐渐回暖，人体阳气也开始逐渐生发。此时，我们最宜做的就是助阳升发，着眼于一个“生”字，保护人体的阳气。

提起立春助阳升发，就不得不说先辈们流传下来的“咬春”这一习俗了。古代，人们有咬春的习惯。在立春时要摆“咬春宴”，就像那首《咬春诗》中所写：“暖律潜催腊底春，登筵生菜记芳辰；灵根属土含冰脆，细缕堆盘切玉匀。佐酒暗香生匕梜，加餐清响动牙唇；帝城节物乡园味，取次关心白发新。”不难看出“咬春”这一习俗在当时非常盛行。一个“咬”字，是心情，更是心底埋下的吃得了苦的一种韧劲儿。在咬春宴上，并不是吃什么大鱼大肉，而是萝卜、春卷、春饼之类的东西。

萝卜，可以说是最传统的“咬春”食物。《明宫史·饮食好尚》中就有记载：“立春之时，无贵贱皆嚼萝卜，名曰‘咬春’。”在过去，老北京人是最讲究时令吃食的，立春这一天，一大清早就有人挑着担子在胡同里吆喝“萝卜赛梨”。所谓“咬得草根断，则百事可做”，经济状况再不好，也要买个萝卜给孩子咬咬春。

很多人觉得萝卜太过普通，怎么能和人参、鹿茸等名贵补品相提并论？可别小看了这萝卜，俗话说得好，“萝卜上市，医生下市”，萝卜自古以来就是人们认可的保健食品，有“小人参”之称。萝卜味辛，有发散的作用，能促进体内阳气的生发，不至于让阳气瘀积在体内，引起内火。所以，用萝卜来“咬春”，不但有美好的寓意，对身体也很有好处。

除了萝卜，北方的人们还吃春饼来“咬春”，所谓春饼，其实是一种烫面薄饼。将面粉用温水揉均匀，制成薄饼后烙制而成。这样制作好的薄饼，再用来卷菜吃，最常见的就是“和菜春饼”。“和菜”的材料很普通，一般是五样，粉皮、蛋皮、韭菜、瘦肉丝、绿豆芽。蛋皮要预先摊好，其余各样分别下锅炒熟。火候要掌握好，肉丝要炒得嫩，绿豆芽不能炒瘪，最后合起来一炒就算做成了。另外，还可以放一些老北京的“盒子菜”，也就是熏大肚、松仁小肚、炉肉、清酱肉、熏肘子、酱肘子、酱口条、熏鸡、酱鸭等食物。

在春饼的这些原料中，韭菜可以说是最适合春天吃的。韭菜，向来都是老祖宗爱用的养生祛病之品。《南齐书·周颙传》里讲：周颙清贫寡欲，一年四季只吃蔬菜。有一次，南齐文惠太子问周颙什么菜最好吃，周颙想也不想就回答出来，“春初早韭，秋末晚菘”，也就是春天刚刚长起来的韭菜，还有秋天快结束时的白菜帮子。所以，到后来就有“周颙韭”的说法。

春天刚长出来的韭菜，吃起来味道鲜美、脆嫩，清香馥郁。韭菜辛温补阳，被誉为“补阳草”，能够让初生的阳气继续快速生发，并且发散到体表，不至于郁结在体内，最适合在阳气初生的时候吃。不过，韭菜虽好，但易上火、腹泻、消化不良的人不宜多食。韭菜还属于发物，阴虚有热和患有眼病、疮疡的人也最好不要吃。

春饼的原材料中还有芽菜。芽菜在古代被称为“种生”，常见的有豆芽、香椿芽、姜芽等。“春三月，此谓发陈”，这里的发是发散的意思，陈，就是陈旧的意思。芽菜正是生长的时候，勃勃生机，最能将初生的阳气发散出来。

可见，在老祖宗们流传下来的节气食俗里，包含了不少养生的常识。那么，如果你以前就有立春时节“咬春”的习惯，要坚持下来，这样对身体很有好处；如果没有这个习惯的朋友，也可以在下一个立春时节试着“咬春”，相信能够有一个很好的开始。

节气养生锦囊

养肝多喝茼蒿粥：茼蒿这种蔬菜在菜市场随处可见，它能够非常好地疏肝理气、祛除肝火，增加肝的排毒能力。所以到了春天，我们可以把茼蒿剁碎，跟大米一起煮成粥来喝。茼蒿粥是一款养肝护肝的药膳，不管男士、女士都可以在春天熬这种粥喝，达到养肝的目的，尤其是爱喝酒的男士们，建议多喝一些。

3. 助阳升发，抵御外邪保健康

立春是天地气机转换的重要节令。俗话说“春打六九头”“立春伊始一年端，全年大事早盘算”。立春是冬春两季的分水岭，《月令七十二候集解》里写道：“正月节，立，建始也……立夏秋冬同”，意思就是说，立春到了，标志着冬天就要结束，春天即将到来。

人体的先天精气、自然界的清气同脾胃运化而来的水谷之气相互结合，就构成了人体之气。其中，阳气有温养全身组织、维护脏腑功能的作用。《黄帝内经·素问》中有这样一句话：“阳者卫外而为固也”。意思就是说，阳气是人体抵御外邪的能力。也可以理解为，分布在肌肤表层的阳气如同人体的天然卫兵，会将所有外邪阻挡在人体外，进而保卫人体安全。

《黄帝内经》中有“春夏养阳，秋冬养阴”的说法，春季主升发，人体阳气也不例外，春季正是人体阳气蓬勃升发的季节。这时的人体就好像刚刚发芽的幼苗，气血开始逐渐从内脏走向体外，毛孔也慢慢由闭合趋向张开。俗话说，“打春冻人不冻水”，立春后天气乍暖还寒，空气温度虽然有了一定的上升，但冬天的寒气并未彻底消散，时不时还会来一场倒春寒。人体一旦受到寒气的侵犯，毛孔就会自动闭合，使处于升发过程中的阳气受到抑制。被冷空气抑制的阳气就如同被石头压住了的植物嫩芽，虽然被压在下面，可并没有停止生长。

阳气在体内不停地积聚却无法与外界产生交换，人体就会“阴虚内热”，随之出现咽喉干痛、嘴唇干裂、大便干燥、食欲不振等上火症状。所以立春后，我们应该采用一些合适的方法来帮助体内的阳气发散，防止内热的产生。

✲ 如何有效地帮助体内的阳气升发?

其实最简单有效的方法，就是通过饮食来提升体内的阳气。唐代著名医家孙思邈也认为，“安生之本，必资于食……不知食宜者，不足以生存也……故食能排邪而安脏腑”。只要在饮食上顺应天地阴阳之气的变化进行适当调养，自然可以帮助阳气得到宣达升发。从养生的角度来看，为了帮助阳气升发，春季应该多吃辛甘发散性质的食物，少吃酸收作用的食物。

✲ 春季最常见的升发食物

芽菜在我国有着悠久的栽培和食用历史。传统的芽菜通常指绿豆芽、黄豆芽和蚕豆芽等豆芽菜。而现在我们生活中的芽菜远不止这些，比如香椿芽、枸杞芽、花生芽、萝卜芽、荞麦芽、苜蓿芽、花椒芽等都是在我们日常生活中常见的芽菜。

自古以来，文人墨客们从不吝惜对芽菜的赞美。唐朝的苏颂曾写过“椿木，皮细肌实，嫩叶甘香可茹”的诗句来称赞香椿的甘甜可口；苏东坡也写过“春社姜芽肥胜肉”的诗句来形容春天的姜芽，认为其又鲜又嫩，比肉还要肥美；《红楼梦》中也曾多次提到芽菜，例如在第六十一回中就有关于“油盐炒枸杞芽”的描写。

《黄帝内经》中说过：“春三月，此谓发陈。”从养生学的角度讲，这些植物的嫩芽具有非常神奇的功效，可以将植物中沉积的物质发散掉。所以春天多吃芽菜，就可以借助芽菜的这种功效来促使人体的阳气发散。因此，每到春天，家家户户的餐桌上总少不了芽菜的身影，或炒食，或凉拌，或腌制。爽脆可口的芽菜常常令人们大快朵颐，爱不释口。

然而，很多人喜欢在加工芽菜时加点醋或是直接用肉炒，认为这样可以让芽菜的味道更加鲜爽可口。但实际上，这两种做法均不可取。吃芽菜有两条重要的原则，一是尽量不放或少放醋，不放或少放醋是因为酸味具有抑制和收敛的作用，不利于春天阳气的宣发。二是不放或少放肉。不能放肉因为多数人在冬天补冬时已经吃了太多的肉，到了春天再继续吃就过量了。另外，春季为动物的繁殖期，很多动物都是在这个季节繁衍、哺育，从顺应天地之生气的角度来讲，人们在春天应停止杀生，尽量少吃肉。

春天芽菜的食用方法以生拌、煮汤最佳，这两种吃法均能体现芽菜的鲜嫩和爽滑。不过，也不是所有的芽菜都适合生拌。例如豆类芽菜要先煮熟了再凉拌，香椿芽也要先用开水焯烫 5 分钟再进行凉拌。不过芽菜虽好，却并不适合所有人吃，比如绿豆芽寒性大，易损伤胃气，所以不适合脾胃虚寒和患有慢性胃肠炎的人食用；香椿为发物，食用太多易诱发故疾，因此慢性病患者要尽量少吃或不吃。

韭菜属于升发性食物，又叫起阳草，《本草纲目》中对于韭菜的记载是“春香、夏辣、秋苦、冬甜”。由此可见，早春时节的韭菜也是最鲜嫩可口的。初春时节的韭菜品质最佳，晚秋的次之，夏季的最差，有“春食则香，夏食则臭”之说。韭菜还有养肝的功效，春季人体肝气偏旺，易影响脾胃的消化吸收，多吃韭菜能增强脾胃之气。

不过，韭菜虽好，也要根据个人体质来选择食用。容易上火者不宜多食或常食，经常腹泻、消化不良的人不宜食用。此外，体内阴虚有热者及患有眼病、疮疡者吃了韭菜会加重病情，因此，病情痊愈前不宜食用韭菜。

节气养生锦囊

立春时节多伸懒腰：坐办公室的人最普遍的问题是腰酸背痛，这种状况就是久坐所导致的。伸懒腰可以很好地拉伸肝胆经，同时还能疏通肩背的气血，缓解工作的疲劳，改善颈肩的紧张僵硬，提升身体的活力。具体操作是：坐在椅子上，臀部要稍微往前往外移动一点，坐在椅子偏边缘的地方，双腿伸直，脚尖往回勾，这样可以拉伸腿后侧的经络；然后双手向两侧打开向上，充分地伸展。当人在疲乏困顿的时候把身体向上伸展，激活胆经，阳气升发起来，人就会比较有活力。这样的动作大概保持1分钟，即可感觉到体侧开始微微地发热。

4. 生发时节方生痔，只恐发得痔疮来

立春时节，气温有所回升，万物蓄势待发，准备复苏，痔疮也在这个时候伺机而出。民间自古就有“春发”的说法。所谓“春发”，除了指万物如雨后春笋般冒出头来，还指人体的很多疾病也随着春天的脚步从人体内发出。

春发表现得最明显的就是痔疮。我国有句俗话“十男九痔”，听起来可能有些夸张，但也道出了痔疮的普遍性。春天刚到，痔疮就会迫不及待地“粉墨登场”，弄得人们“如坐针毡”。那么，又是什么原因让痔疮多在春天复发或者出现呢？

冬天天气寒冷，是进补的季节。在冬天，人们往往都是顿顿大鱼大肉，而且冬主闭藏，人体毛孔处于闭合状态，加之运动量很少，热量无法发散出去，便在肠胃堆积起来。几个月过去，好不容易等到春天来了，阳气外发，身体里的内热便开始蠢蠢欲动了。内热积聚过多，津伤液耗，肠道失

润，就容易出现便秘。而便秘是诱发痔疮的病因之一，不可小觑。排便不畅而久蹲用力，会使肛门充血，痔疮便会乘暖发“飙”。

一般来说，早期的痔疮表现比较多，比如便血、疼痛、便时有物脱出、肛门瘙痒、坠胀不适、有异物感，等等。到了后期，就可能有流脓、分泌物，甚至在咳嗽、行走时有痔块脱出并且恢复困难，严重影响日常生活。

由于“十男九痔”的说法，让很多人以为痔疮是身体很正常的表现，根本不在乎。而且因为痔疮长的部位比较隐秘，很多人不到万不得已是不会去治疗的。但实际上，痔疮是不能小看的。如果长期便血，可能引起气血虚弱，出现头晕、贫血、体弱无力、身体困倦这样一些问题，还容易引发肛裂、脱肛等较为严重的肛肠疾病。对于女性来说，白带过多，分泌物增多，容易引发阴道炎、尿道炎这类妇科疾病。所以，一旦发现痔疮，要及早治疗。

谈及治疗，很多人以为，痔疮是盲肠的最末端，留着也没什么用，最好的办法就是一刀切掉。实际上这是一种错误的说法。人生来就有的东西，没有哪一样是多余的。不到万不得已，尽量不要采取“一刀切”的处理方式。

防治痔疮，首先要从生活细节做起。养成每天定时排便的良好习惯，最好是早上起床就排便。而且排便时要集中精力，不要坐在马桶上看书看报，尽量缩短排便的时间，尽量不要超过 10 分钟。在大便之后，再用热水浴揉痔疮。需要注意的是，温度要适宜，以不烫破皮肤为宜，手指裹毛巾着力于痔疮，掌根着力于尾骨下端长强穴，浴揉5 分钟（尾骨尖端与肛门连线的中点），两手轮换用毛巾蘸热水从背后向前按揉。之后再用一粒“诺氟沙星”药粉倒在食、中指上，按在痔疮上，使其消炎止痛收水。

如果用无花果、叶煎汤来熏洗，效果会更好。因为无花果在中医上有很高的地位。其果实清热润肠，常用于治疗便秘、痔疮。叶子也有清热消肿的作用，外用于充血的痔疮消肿是最好的治疗。取无花果、叶各200克左右，放在锅中加水适量煎煮，煮一会儿后倒入盆中，先熏后洗肛门部位。隔天换一次药材，一周即可见效。

另外，合理调节饮食是预防痔疮最科学的方法。饮食要有规律，不暴饮暴食，多吃蔬菜、水果和高纤维食物，如萝卜、番茄、梨、百合、银耳、粗粮、豆类等，给机体补充水分，以增加肠蠕动，防止便秘，还要少吃辛辣刺激性食物。尽量不喝酒，特别是烈性酒。

在我们平常吃的食物中，黑木耳在治疗痔疮方面有很不错的疗效。每次吃饭之前，取黑木耳50克，用温水泡开洗净，嚼碎咽下，每天3次，连吃10余天，痔疮就可以痊愈。

黑木耳是著名的山珍，可食、可药、可补，在中国老百姓餐桌上久食不厌，有“素中之荤”的美誉。中医讲，黑木耳能“断谷疗痔”。李时珍的《本草纲目》中就有黑木耳“治痔”之说，《药性切用》中还有黑木耳“润燥利肠”的说法。从生物学角度分析，黑木耳含有丰富的纤维素和一种特殊的植物胶原，能够促进胃肠蠕动，防止便秘。而且黑木耳含铁量高，可以及时为人体补充足够的铁质，是一种天然的补血食品，对治疗便血型痔疮是再好不过了。

预防痔疮，如果配合提肛运动，疗效更佳。具体做法是：站立，全身放松，两脚打开，略宽于肩，两手自然下垂。两臂慢慢向前平举，稍高于肩，手心向下，两足跟踮起，同时吸气提肛。随后两腿屈膝下蹲，膝盖不过脚尖，两手慢慢下按，直到肚脐部位，同时呼气，放松肛门、会阴。如此反复进行，早晚各1次，每次10分钟左右。

节气养生锦囊

常按头皮好处多：经常按摩头皮，可以提高大脑的工作效率，使兴奋和抑制过程互相平衡，如此生命力就会增强，全身也能更好地适应外界环境。大脑是身体的主宰，大脑的功能增强了，身体各器官的功能自然也就增强了，身体也就更加健康。此外，按摩头皮还能刺激头皮上的毛细血管，使其扩张变粗，血液循环旺盛，从而供给大脑组织更多的养料和氧气。大脑的营养充足了，精力就会更加充沛了。头皮血液循环得到改善，还有利于头发的生长发育，防止头发脱落和变白。

5. 早春时节寒入骨，养生还需捂一捂

正所谓“春暖花开”，春天，是温暖的象征。人们经历了漫长的冬天，终于等到了春天，看着窗外日渐明媚的阳光，巴不得一下子就把在身上裹了整整一个冬天的棉衣全部脱下来。但是，即使是春天到了，也不要很快把厚衣服全部脱去，正如老祖宗提倡的“春不忙减衣”，初春时节还是捂一捂比较好。

中医里讲，“春夏养阳，秋冬养阴，以从其根，故与万物沉浮于生长之门，逆其极，则伐其本，坏其真矣”。春季是人体阳气逐渐生发的季节，养生宜侧重于养阳，才能顺应季节的变化，预防或少生，甚至不生疾病。如果违背了自然界的客观规律，就会影响健康，引发疾病。

从大自然来说，虽然立春之后就已经进入了春天，但天气还是比较寒冷，空气中还是以寒气为主。这个时候，人体腠理变得疏松，对寒邪的抵抗力减弱。如果过早地脱去棉衣，寒气就会乘虚而入，寒则伤肺，容易使人患流行性感冒、急性支气管炎、肺炎等呼吸道疾病，更严重的

甚至会患流脑、麻疹、腮腺炎、猩红热等。

有些时候，可能立春过后天气就很暖和了，给人的感觉是能把棉衣脱下来了。但“春天天气孩子脸，一天就会变三变”，早春的气温并不稳定，往往是乍暖还寒。可能刚脱掉毛衣，紧接着又降温了。

实际上，在从立春到惊蛰这一阶段，虽然阳气与阴气交战激烈，气候变化无常，但还是以寒气为重，即使是阳光明媚的日子，穿上棉衣也不会觉得有多热。所以，孙思邈劝告人们：“春天不可薄衣，令人伤寒，霍乱，食不消，头痛。”因此，在春天时，不妨多穿点衣服“捂”一下，以防气温骤然下降，受凉生病。

“春捂”要求人们对棉衣“不可顿去”。也就是说，春暖时节可以稍稍减一些衣服。比如之前穿 3 件衣服，一件保暖内衣、一件毛衣、一件羽绒服，到了初春，可以把毛衣脱去，只穿保暖内衣和羽绒服，或者根据气温的需要，脱去羽绒服，穿上毛衣和呢大衣。但是，不能一下子把冬天穿的衣服全部脱去。否则，就会出现“一向单衫耐得冻，乍脱棉衣冻成病”的情况。

特别是老人，身体本来就比较虚弱，对寒气的抵抗力较弱，更需要捂一捂。正如《摄生消息论》中所说：“春天天气寒暖不一，不可顿去棉衣，老人气弱骨疏体怯，风寒易伤腠理，时备夹衣，温暖易之，一重减一重，不可暴去。”

此外，“春捂”还讲究下厚上薄。中医讲“寒从脚下起”，人体的下半身离内脏比较远，气血本来就不如上半身充足，防寒能力不足。所以，春捂的时候上身可以少穿一点，但是下半身却不能被冻着，裤子、鞋子和袜子都要保持一定的保暖性。正如《老志恒言》中所讲“春冻未泮，下体宁过于暖，上体无妨略减”。很多女性喜欢早早穿上单薄的裙装，展示自己捂了一个冬天的身材，但是这样恰恰容易导致身体出现关节疼痛等病症。

对一些特殊的部位，还是要捂一捂。这些特殊部位包括背部、腰眼、肚脐、手腕、小腿。背部是总管一身阳气的督脉所经过的地方，初春阳气初生，最需要养阳，所以背部千万不能被冻着，而且古人也有“春不露背”的说法。而人的阳气根于肾，全身阳气都要从这里散布出来，而腰为肾之府，腰眼也就是肾脏所在的位置，是千万冷不得的。肚脐为“神阙穴”，温暖此穴可鼓舞脾胃阳气，特别是胃部怕冷、经常腹泻的人，要特别注意肚脐的保暖。手腕处有心经的原穴神门穴（腕横纹小指侧端凹陷处），心主管全身的血脉，通过输送气血来温暖全身，而原穴主管各脏腑元气，能够强化该脏腑的功能，所以神门穴也是春捂的一个关键部位。小腿是足厥阴肝经经过的地方，许多人偏头痛、小腹痛，甚至有恶心、呕吐、眼睛痛等表现，多因肝阳虚所致，所以也需要重点保护好小腿。

当然，身体有耐热限度，超过了同样对健康不利。如果一味追求“春捂”，使体内偏盛的阳气更亢盛，容易患温热之病，如果“捂”时觉得咽喉燥热、身体冒汗，就早点儿换装。

节气养生锦囊

拉筋运动疏通肝经：《黄帝内经》上讲“肝主筋”，人体的筋脉、所有的韧带，都是由肝来掌管的，很多人身体偏紧、发硬，其实是肝出现了问题。肝主筋，那么平时就可以通过拉伸筋脉来舒畅我们的肝气：找一个跟我们大腿等高的凳子或椅子，将一条腿搭上去，身体要保持侧面的状态，把脚尖往回勾，用同侧的手慢慢地去够我们的脚，另一只手扶髋，然后身体向下倾斜。当身体轻微向下倾斜的过程中，我们会感觉到大腿内侧的韧带有很好的拉伸感，而这里就是肝经经过的位置。如果身体实在觉得紧张，也可以把身体往上抬一点，只要保证大腿内侧有拉伸感，就可以很好地舒通肝经。

雨水

——养脾胃，调精神，防止身体受连累

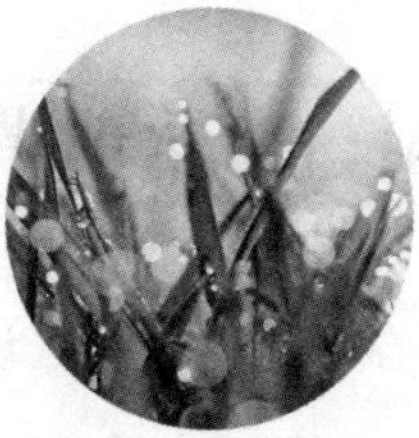

《春夜喜雨》

——杜甫

好雨知时节，
当春乃发生。
随风潜入夜，
润物细无声。

养生细节提醒：

◎雨水时节天气变化不定，容易引起人的情绪波动，影响人的身心健康，不利于高血压、心脏病、哮喘患者的健康。所以，人们除了要遵循“春捂”的原则，注意保暖，还要积极调整情绪，保持情绪的稳定。

◎注意做好防寒保暖，一定要“先捂”（即春季气温刚转暖的时候不要过早脱掉棉衣）。不过“春捂”必须适度，不能“捂”过头，否则容易诱发感冒。

◎为了赶走“春困”，日常起居、工作的过程中，应当养成常伸懒腰的好习惯。每天早晨醒来之后先伸个懒腰，可以让人头脑清醒；工作劳累的时候伸个懒腰，可以让人重振精神。

1. 脾恶湿，雨水时节湿伤脾

民间素有“春雨贵如油”之说。到了雨水时节，飘雪的冬季已经过去，开始降雨，而且雨水量逐渐增多。春雨，自古以来都是被人们赞赏的。特别是从诗人眼中看到的春雨，更是美好得无与伦比。人们最熟悉的要数杜甫的《春夜喜雨》：“好雨知时节，当春乃发生。随风潜入夜，润物细无声。”春天是万物萌芽生长的季节，需要雨水的时候，它就来了，伴随着和风，在夜幕降临时，悄悄地、无声地、细细地下着，滋润着万物。韩愈也有《初春小雨》：“天街小雨润如酥，草色遥看近却无。最是一年春好处，绝胜烟柳满皇都。”把小雨比喻为酥酒初熟，味甘滑、润泽，连小草也沾上了雨露，细雨中草色微绿，近看不觉而远视泛青，甚是美好！

春雨，往往是在雨水这一节气开始，就渐渐多了起来。《月令七十二候集解》中说：“正月中，天一生水。春始属木，然生木者必水也，故立春后继之雨水。且东风既解冻，则散而为雨矣。”随着雨水的到来，雪花纷飞、冷气浸骨的天气渐渐消失，告别了寒冬的无雨燥冷，温润的空气是触手可及的了。

但是，这个时候的雨水却不尽然全是好的。经历了一个冬天，人们每天都是大鱼大肉，脾胃本来就已经很受累了，抵抗外邪的能力也明显不足了。可是，这个时候雨水增多，空气湿度增大。然而，脾恶湿，湿最伤脾，寒湿之邪最易困着脾脏，对脾的伤害是很大的。

中医认为，脾胃为“后天之本”，是“气血生化之源”，营卫、气血、津液、精髓等人体机能活动的物质基础，都化生于脾胃。所以，脾胃的强弱是决定人之寿夭的重要因素。正如元代著名医家李东垣的《脾胃论》中所讲：“内伤脾胃，百病丛生。”脾胃虚弱是滋生百病的主要原因。明代医家张景岳也指出：“土（根据五行与五脏的关系，脾属土）气为万物之源，胃气为养生之主。胃强则强，胃弱则弱，有胃则生，无胃则死，是以养生家必当以脾胃为先。”明代章潢的《图书编》也说：“养脾者，养气也，养气者，养生之要也。”可见，脾胃健旺是人们健康长寿的基础。

所以，雨水过后，随着雨量的增加，空气湿度的增大，更要注意健脾利湿。怎么养呢？唐代著名医家孙思邈在《千金月令》中讲，“正月宜食粥”。也就是说，春天养脾胃，最好的办法就是喝粥。粥是中国饮食文化的一绝，是精髓中的精髓。古代养生学家们认为，粥是“世界第一补人之物”，是其他食物没法比的。南宋著名诗人陆游喝粥养生，还写了一首《食粥诗》：“世人个个学长年，不司长年在目前。我得宛丘平易法，只将食粥致神仙。”

喝粥养人，首先就是养脾胃。北宋文人张耒在《粥记》中写道：“每日起，食粥一大碗，空腹胃虚，谷气便作，又极柔腻，与肠胃相得，最为饮食之妙诀。”也就是说，每天早晨喝一大碗粥，最是养脾胃，是进食补养的第一妙诀。而且煮粥多用粳米和小米。粳米为“五谷之长”，最养人。粳米入脾胃经，最是保养脾胃，补人体之虚。小米更是健脾养胃，《本草纲目》说它“煮粥食，益丹田，补虚损，开肠胃”，《滇南本草》中也有“（小米）健脾胃，暖中”之说。为此，很多人都知道胃不好可以多喝小米粥。

要说春天健脾利湿，更好的是用焦锅巴熬粥，也就是粳米煮成的锅巴。每次煮饭，将锅底所结的那层又香又脆还带有一丝微甜的焦黄饭底挖出来。将米汤和锅巴搅匀，用小火慢慢熬，再加些调料进去，就是清香松软又别具风味的锅巴粥了。“香燥之气，能去湿开胃”，对人的脾胃非常好。

当然，粥本身就是极其养脾胃的食物，要是我们再根据自己的需要加入一些适当的食材，那就更好了。比如薏苡仁党参粥。取粳米 200 克，薏苡仁 30 克，党参 15 克。先将薏苡仁洗净后滤去杂质，放入凉水中浸泡 2 小时，党参洗净后切成薄片。再将三者放入锅中，加水 1000 毫升。先用大火煮沸，锅开后撇去浮沫，再用小火慢慢熬半小时左右即可，还可以放入适量的冰糖调味。每天当早餐食用，不仅能祛湿健脾，还能补气血。

薏苡仁本身就是健脾利湿的食物。党参健脾益气，对于脾胃虚弱、食欲不振、大便稀溏等症状有较好的疗效。《本草正义》记载，党参“健脾运而不燥，滋胃阴而不湿，润肺而不犯寒凉，养血而不偏滋腻”。这二者放在一起熬粥，是不错的选择。

此外，祛脾湿的食物还有很多，如茯苓、芡实、胡萝卜、冬瓜、莴笋、扁豆、蚕豆、鲫鱼等。在调料中，花椒最能祛湿，重庆人吃麻辣，很大程度上也是因为花椒具有祛湿的作用。在炒菜时，可以适量放入一些花椒。

《本草衍义总论》说：“夫善养生者养其内，不善养生者养其外。养外者实外，以充快、悦泽、贪欲、姿情为务，殊不知外实则内虚也。善养内者，使脏腑安和，三焦各守其位，饮食常适其宜。”脾胃是生命之本，把脾胃养好了，身体的机能也就更好了。

节气养生锦囊

初春饮食调肝养脾该怎么做：明代高濂在他的《遵生八笺》中提出：“当春之时，食味宜减酸增甘，以养脾气。”也就是说，春天要少吃酸味的食物，同时，多吃一点甘味的食物。甘入脾，是脾的本味，最养脾胃。什么是“甘”？如果你认为味道有些甜的食物就叫作甘味食物，那就大错特错了。中医认为，只要没有咸、酸、苦、辣等其他味道的食物都属于甘味。五谷杂粮，大部分都属于甘味。另外，还应少食油腻之物，以免助阳外泄，肝木生发太过，克伤脾土。

2. 雨水养生先养肺经

雨水，虽然是个春暖花开的时节，可却有“倒春寒”的时候。倒春寒时，寒冷的季节又加上刮风，寒邪入体，身体健康就会受损，所以雨水时节比较容易受寒感冒。

中医有“肺主皮毛”之说，人体的皮肤、毛孔的防御可以决定体质的强弱，而皮肤归五脏中的肺来掌管。如果我们想增强体质，提高免疫力少感冒，一定要将肺脏的气血养足，皮肤才可以拥有非常好的保护能力，人就不容易受风寒感冒。因此，平日里一定要注意保养肺脏。

肺的状态决定着人的基础体质，该如何判断肺功能？可以做个简单的测试检测肺脏功能。首先将拇指伸出来，用另一只手的拇指指腹按压这只拇指的指腹，按一下，看看指腹肌肉是否快速地回弹，如果能迅速弹回来，恢复红色，就说明肺脏功能很好；如果拇指指腹按下去回弹或者血色恢复得很慢，就说明肺脏功能相对不足，基础体质有点弱，平时要注意保养肺经。

肺经是十二经络的起始经络，保养得当有利于肺部健康。具体操作是：首先，我们要知道肺经在身体的分布路线。将手打开，肺经从胸部，也就是前侧肩窝的位置延伸出来，沿着手臂内侧偏外，一直向下走到拇指指甲外侧的根部。肺经上我们首先要认识的穴位就是云门穴，云门穴在前侧肩窝的位置。只要找到自己前侧的肩窝，用手掌来轻轻拍打就可以刺激云门穴，先从左侧肩窝开始，然后去拍打右侧肩窝，每侧200遍，力度一点点从轻到重，不需要太重，一直拍到这个地方有微微发热的感觉。早晨醒来之后，拍打云门能很好地激活肺经，肺主皮毛，肺的气血充足，皮毛开合功能协调，就可以很好地防御风寒。早晨起来每侧拍打200遍，一定要记住，这是早晨起来增强体质的必做功课，在雨水这个节气要抓紧拍打云门穴。

雨水时节“倒春寒”很严重，所以一定要抓紧按摩肺经穴位以增强自己的基础体质。肺主皮毛，皮毛的防护能力有所增强，人体防御风寒的能力就会得到提升，体质也就会随之增强。

每天抽出10分钟的时间拍打肘窝，即可很好地排出肺经毒素。当拍打出痧点之后，内在经络的毒素就会向外释放，排出一部分，之后记住半小时内一定要抓紧时间喝杯温水，以促进血液循环、加速内在排毒。拍打两三次之后，再次用力拍打时，如果再没有出现这样的痧点，就说明经络的瘀滞毒素相对减轻了很多，这样排毒就可以告一段落了。

节气养生锦囊

合理饮食去痘痘：雨水时节，很多女生都会发现自己的脸上长出很多痘痘。主要是因为经过一个冬天的补养，人体摄入太多高热量食物，积累的毒素开始向外发散，表现出痘痘迅速增长等现象。此时只要适量吃些青绿色食物，就能促进身体排毒。配合适当的运动锻炼，也可辅助发散体内的毒素。

3. 谨避风邪，防止身体受累

冬去春来，春风和气，到处一片生机盎然的景象。自古以来，在人们的印象中，春风是恩泽的代表，诗人们一次又一次地用优美的词句去描绘春风的美好。杨万里的《南溪早春》中有“卷帘亭馆酣酣日，放杖溪山款款风”，叶绍翁的《游园不值》中也有“春色满园关不住，一枝红杏出墙来”。梅尧臣的《东城送运判马察院》还有“春风骋巧如剪刀，先裁杨柳后杏桃”，春风所到之处，百草萌生，一片新绿，生机盎然，看上去总是好的。

但是，所谓“春日春风有时好，春日春风有时恶”，王安石的这首《春风》，真是把春风的形象刻画得惟妙惟肖。春风，并不见得都是好的。中医认为，“风者，百病之长也”。在六淫病邪中，风是致病的首要因素。风是春天的主气，春风致病是很常见的事，民间有“春风如刀刮，死牛又瘦马”的说法。到了春天，人体阳气生发，皮肤的毛孔逐渐张开，肌肤腠理变得疏松。相对的，人体内的正气抵御外部袭击的能力变弱，风邪容易“钻空子”。

不仅如此，风性轻扬、疏泄，具有升发、向上和向外的特性。当风邪侵入身体后，最先受到损害的是人的头部，所谓“伤于风者，上先受之”，从而引发头痛。《普济方》中也有“风邪伤于阳经，如于脑中，则令人头痛”的说法。

民间还有一句“神仙也怕脑后风”的说法。在上古时期，有一位神仙经常头痛，特别难受，就去找养生家彭祖。彭祖刚开始也不知道是怎么一回事，但后来发现，那个人睡觉的地方有个洞正对着他的脑后，屋外的风从洞口吹进来，导致头痛。后来，把那个洞口堵住，那位神仙的头痛病就不再犯了。

所以说，中医要求人们“谨候诸风而避之”。古代还有“圣人避风，如避矢石焉”的说法，提醒人们躲避贼风应该像躲避箭矢一样谨慎。还有“虚邪贼风，避之有时”，比如，从办公室窗户缝里吹进来的细风或是晚上睡觉的时候窗户吹进来的微风，都是需要避免的。

如果发现风邪已经侵入人体，那就应当想办法解决。一位男士讲述了自己的一次经历：他的身体一向不错，有一天神色痛苦地去看医生，他告诉医生说自己头痛得厉害，感觉天旋地转，像是戴上了紧箍咒，吃了止痛片也不怎么管用。最关键的是，这头痛来得毫无征兆，既没有感冒发热、外力刺激，他自己也没有头痛病史，问医生是怎么一回事。医生仔细询问一番之后，发现这位男士有晕车的毛病，出门办事如果路上堵，便打车去。结果，坐上车没一会儿就开始头晕想吐，赶紧打开车窗吹风，没想到一回家就开始头疼。春风伤人，就有这么大的威力。

怎么办呢？最简单的办法莫过于梳头。梳头保健，古已有之。晋代“竹林七贤”之一的嵇康所著的《养生论》中就有“春三月，每朝梳头一二百下”的说法，提倡春季用梳头来养生。养生保健书《清异录》中将梳头列为养生要事：“服饵导引之余，有二事乃养生大要，梳头、洗脚是也。”宋代张君房的《云笈七签》中有“凡欲疗疾，……若在头中，当散发梳头皮数百下，左右摇头数十过，乃吸气”，认为梳发可治疗头部疾病。

至于梳头能将风邪“拒之门外”的功效，古籍中也多有记载。《圣济总录·神仙导引》中这样写道：“梳欲得多，多则祛风，血液不滞，发根常坚。”也就是说，常常梳头，就能起到祛风的效果，这在风邪盛行的春天是再恰当不过的。

梳头之所以有祛风的功效，与头部的两个穴位有关，一个是风池穴，一个是风府穴。风府穴位于脑后发际正中直上1寸（大拇指指关节宽为1寸）处，是脑部最薄弱的地方，风邪最容易从这个地方进入人体。又因为风府穴在统领一身阳气的督脉上，风邪从此进入，首先受到损害的是体内的阳气，从而引发头痛、恶寒、脖子僵硬这一类的问题，严重的时候甚至引起中风偏瘫。在风府穴外侧两寸左右各有一处凹陷，就是风池穴，也是风邪的入口。既然是风邪的入口，自然也是驱赶风邪的重要部位，梳头能刺激这两个穴位，祛风的效果自然不必多说。

梳头时，先把散乱的发端梳顺。再从前额的发际向后梳到颈后的发根处，之后，俯身从后颈发根梳到发梢末端，再从左、右耳的上部分别向各自相反的方向进行梳理。每个部位的梳头动作可重复5~6次，每天梳理100次左右最为适宜。头发稀疏的老人，则可以用手指代替梳子来“梳头”。至于梳头的时间，阳气升发之时的早晨最好。梳子的材质最好是牛角、木头为好。

当然，除了梳头，在我们的日常生活中，还要注意做好各种预防工作。风大时，尽量减少外出。同时，要随天气的变化增减衣物。多管齐下，必能将风邪“拒之门外”。

节气养生锦囊

忌食食物大盘点：

辛辣食物：雨水节气吃过于辛辣的食物，可能会损耗阳气而导致上火。动物肝脏：少吃动物肝脏，以免肝木生发太过而克伤脾土。温热肉类：少吃温热和油腻之物，如羊肉、狗肉等，以免损耗阳气。

4. 春困，补足元气精神好

按理来说，雨水时节，阳气升发，肝火比较旺盛，人们的精力应该是比较充沛的，但却有一类人，整日萎靡不振，困顿不安。这时候，不妨看一下这类人的手，尤其是他们的手指甲，看他们甲根部的白色半月痕有多少。因为半月痕体现着人体的营养状况，中医很重视半月痕的多少，它显示着人体的元气状况。元气是一个人的活力精力基础，元气足的人半月痕一般都很足。健康正常的人，十根手指中至少有八根手指有半月痕。可能有的人十根手指都有半月痕，这是个非常好的状态。但如果十根手指都有，而且非常多，也要提高警惕，超过指甲六分之一即为内热的表现，此类人的“三高”问题比较明显。

如果半月痕太少，即为元气不足，它的减少一般先从小指开始。小指先没有，之后是无名指、中指、食指，最后我们会发现很多人只有大拇指上有。如果只有大拇指上有半月痕，说明自己身体里的元气已经快少到底线了。如果半月痕不足，到了春季就可能会困顿疲乏没有精神，所以要注意养元气。

对于现代人来说，元气耗损更为严重。比如熬夜加班、用脑过度等，如果已经知道自己元气不足，不妨在雨水时节适当吃些补元气的食物，如牛奶、豆制品、鸡蛋、坚果等。还可以配合喝一些元气汤，具体烹调方法：取2个核桃仁捣碎，将一个鸡蛋打散，把这两样东西放到一起用开水将其冲熟，一定要用刚烧开的水，之后加一点糖或盐，滴两滴香油。每天喝一碗这样的汤，连续调养两三个月，手指上的半月痕就会逐渐增长，预示着元气正在慢慢补足。

春季是一年的开始，如果春天都没有活力，那么很难保持这一年的工作状态，因此人们在这段时间要特别注意补养。如今，很多上班族都比较忙碌，没时间通过饮食调养身体。即使没时间烹调美食调养身体，也应该睡得充足，尤其是晚上 11 点前一定要入睡。

现代社会中，很多人由于没有足够的时间或工作忙碌等因素，无法有好的睡眠，可以通过经络按摩的方法调养身体，弥补饮食和睡眠上的不足。将人体的以下三个部位搓热，就能起到很好的补元气的作用。

✲ 耳朵

中医认为，肾开窍于耳，很多人到了中年或身体疲惫的时候容易耳鸣，这其实就预示着肾气不足、肾虚。平时经常将手指比画成剪刀状，夹住耳朵上下搓动，直到将耳朵搓热，就能很好地激发肾气，达到补养的目的。

✲ 腰眼

腰为肾之府，是肾的家，肾在腰部，且喜欢温暖，以温为补，以凉为泄，如果经常将腰搓至发热，就相当于在为肾进行补养。所以，一定要做好腰部保暖，否则腰受凉了，肾也会不舒服。很多女孩为了美而穿着低腰裤、露脐装，殊不知这样会导致风寒侵袭，腰一旦受了风寒就会伤及肾脏。

✲ 脚心

脚底心的涌泉穴是肾经开始的穴位。从中医的角度上说，足为肾之根，如果睡觉之前将耳朵搓热，将腰搓热，再将脚心搓热，即可增强肾功能。肾藏元气，元气充足了，春天就不容易犯困了。

节气养生锦囊

保养妇科按八髎：八髎穴很好找，就在人体尾骨的上面、腰椎的下面，大概巴掌大的一块区域里。雨水时节可以经常对它上下搓动，或者轻轻拍打，直到这个部位发热发红为止。这样可以很好地促进盆腔的血液循环，消除内在的一些瘀滞和炎症。

5. 春来易发高血压，自我调理很重要

高血压是一种常见的慢性疾病，易发生在中老年人的身上，虽然不是什么罕见的疾病，但其危害却是多方面的，尤其是当血压高到一定程度，就会威胁到生命安全。

目前，心脑血管病已经成为我国城市居民死亡的第一位原因，而高血压就是最常见的心血管病，也是心脑血管病最主要的危险因素。曾经有调查显示，我国 18 岁及以上居民高血压患病率为 18.8%，估计全国患病人数超过 1.6 亿，其中以 40 岁以上人群最多见，并有发病年轻化的趋势。

大多数高血压起病具有隐匿性，初期并没有特别明显的症状，很多人是在体检的时候才偶然发现。高血压的病程很长，可以达到十几二十年。随着病程的延长，高血压会累及到心脏、大脑、肾脏等器官，从而引发脑卒中、冠心病、心力衰竭、肾衰竭等病症，可以说是人体健康的“无形杀手”。

春天来临，正是高血压易发的季节。中医学认为，高血压的主要发病原因是肝阳上亢。肝为“刚脏”，体阴而用阳，藏血而主疏泄，其阴易虚而阳易亢，极易形成肝阳上亢。现如今，人们往往只是消耗自己的身体，而不懂得养。在情志上容易波动，忧思恼怒过度，在饮食上又吃了过多的甘肥厚味，在房事上纵欲过度等。这样一些原因，

都会导致肝阳上亢。同时，还伴有头痛头晕、目胀耳鸣、急躁易怒、心悸健忘、失眠多梦、腰膝酸软、肢体麻木、步履不稳，甚至抽搐痉挛等状况。

到了春天，人体的阳气开始生发，也正是“百草发芽，百病发作”的季节。肝在中医五行之中属风木，外应春天升发之气，在功能上主升、主动。春天，也正是肝阳生发的季节，即使是年过半百的老人，在春天肝阳也是特别旺盛的。如果原本就有肝阳上亢之势，那么在春天就更危险了。如此一来，高血压就很容易发作，进而出现头痛、眩晕、失眠等不良状况。所以，中医治疗高血压，重在平肝潜阳。

想要平肝潜阳，可以烹调天麻葛根鱼头汤来服食：鲢鱼头 1 个，天麻、葛根各 15 克，枸杞子 10 克，红枣 8 颗，料酒 2 汤匙，其他调料适量。先将鱼头去鳃洗净，用色拉油炸一下，捞出待用，再将天麻、葛根切成片放入纱袋。把主料都放入锅中，加入 500 毫升水，大火煮沸，撇去浮沫，放入料酒和其他调料，再用小火煮半小时左右，取出药袋，加入盐调味即可食用。

此方中的天麻甘平，归肝经，最是平肝潜阳。著名的天麻钩藤饮，就是以天麻作为主药，用来治疗肝阳上亢。至于葛根，现代医学研究表明，葛根中的异黄酮类化合物葛根素对高血压有一定疗效。枸杞子可以滋养肝肾，鱼头和红枣补脾胃，补气养血。综合起来，能达到补精髓、平肝阳的效果，对于改善肝阳上亢高血压患者的眩晕、头痛、失眠等症状，有较好的效果。

此外，芹菜也通常用于高血压的辅助治疗。取鲜芹菜 250 克，连叶捣烂取汁服用，每天 2 次。芹菜含酸性的降压成分，具有平肝降压的功效，对原发性、妊娠高血压综合征及更年期高血压等都有效。

除了内服，用药物泡脚也能对高血压起到调理的效果。用罗布麻叶、牡蛎各15克，豨莶草、夜交藤、吴茱萸各10克。将全部药物放在锅中加适量的水煎煮，煮一会儿之后倒在盆中，去渣取汁泡脚。罗布麻叶有平肝安神的作用，现在多用于治疗高血压。在一项调查结果中显示，用罗布麻煎汤喝，对高血压患者的有效率高达88.59%，服药时间越长则疗效越高，超过半年的可达93.3%。

另外，牡蛎能够平肝养阴；豨莶草也具有降压的作用；夜交藤养心除烦；吴茱萸能够降压，单用研末每次取18～30克用醋调敷两足心就有明显的降压效果。这几味药物用在一起，能够镇肝熄风、滋阴潜阳、补脑安神，对缓解高血压十分有效果。

高血压是一种身心疾病，不但要从身体上治疗，还需要从心理上下功夫。《黄帝内经·灵枢》中讲："看花解闷，听曲忘忧。"合适的音乐能使人的情绪得到改善，令心境愉快，气血通畅，血压降低。高血压的音乐疗法，应当选用情调悠然、节奏徐缓、旋律清逸、风格高雅、词曲隽永的古曲或轻音乐，如《烛影摇红》《平湖秋月》《雨打芭蕉》《春江花月夜》《江南好》《光明行》等，西方乐曲如巴赫的小提琴协奏曲也有明显的降压效果。相反，具有强烈刺激性的音乐，不但不能降低血压，反而会引起血压升高，而且还会导致一些严重的并发症。

当然，在生活中，高血压患者还要注意保持情绪的稳定。饮食上定时定量，少吃刺激性的、高热量、高胆固醇的食物，特别强调低盐，多食用蔬菜、水果类食品。还可以适当做一些运动，散步最好，打太极拳、打羽毛球、骑自行车这样一些中低强度的运动也是可以的。

节气养生锦囊

雨水时节吃枸杞：枸杞是很经济又很有效的一味补品。在经历了一个冬天的进补，到了春天阳气升发，人体不需要太过滋补的食物，温补一下就可以，枸杞就是一种非常合适的补品。在养生上，枸杞被称为养生百搭物，它很百搭，可以做汤、做粥，可以泡水喝，甚至炖肉时都可以放一小把枸杞子，食用人群也几乎没有年龄的限制，但是小孩子尽量少食。

惊蛰

——顺肝气，养脾气，固护正气防病邪

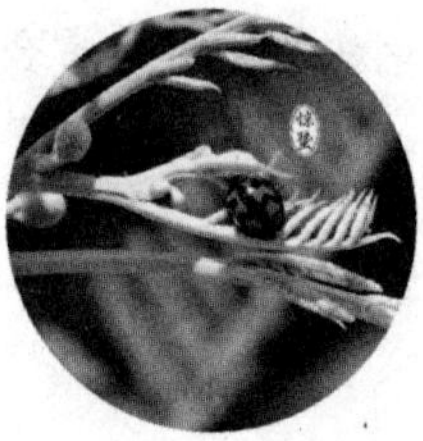

《观田家》

——韦应物

微雨众卉新，
一雷惊蛰始。
田家几日闲，
耕种从此起。

养生细节提醒：

◎惊蛰时节，生活节奏不要过度紧张，如果过度劳累，体质下降，容易使疾病乘虚而入。

◎保持愉快、平和的心态，宜戒怒戒郁，否则肝气过盛，容易头晕、目眩，患脑卒中等；肝气郁结，会导致胸闷、脘胀、失眠、女性月经不调等症。

◎初春阳气刚刚生发，要早睡早起，可散步缓行，保持精神愉悦、精力充沛。

◎春季性生活一般多于冬季，这个时候的性生活应当迎合春季的特点，让生发之性充分展露，切忌恼怒抑制，但又不可率性而为，过犹不及。

1. 百虫苏，固护正气防病邪

过了立春、雨水，春天的第三个节气就是惊蛰。惊蛰，是指伏在泥土里的冬眠生物开始出土活动。如《月令七十二候集解》所说："万物出乎震，震为雷，故曰惊蛰，是蛰虫惊而出走矣。"所以，民间有"惊蛰过，百虫苏"的说法。可以说，惊蛰是一个防虫的关键时期。

按照一般气候规律，惊蛰前后各地天气已开始转暖，雨水渐多，大部分地区都已进入了春耕。此时，蛰伏在泥土中冬眠的各种昆虫已被雷声惊醒，过冬的虫卵也开始孵化。古时惊蛰日，人们会手持清香、艾草，熏家中四角，以香味驱赶蛇虫和霉味。客家人会炒豆子、炒麦子，或在热水中煮连毛芋子，在橱脚、桌脚、柱脚、墙脚等处撒上生石灰。这两种做法叫作"炒虫炒豸""瀑虫瀑豸"，意在除虫避凶。晋东南地区民俗：画一个药葫芦，内装蛇、蝎、蜈蚣、蚰蜒、蜘蛛等五毒虫害，贴于墙壁，谓之"辟百虫"。

除了要辟"有形之虫"，还要谨防"无形之虫"。温暖多风的气候条件，最适于细菌、病毒等微生物繁殖传播，因此这时也是流感、肺炎、流脑、水痘、猩红热、腮腺炎、带状疱疹、甲型肝炎、流行性出血热等流行性疾病多发的季节。所以，增强体质、提高人体免疫力在这一时期显得十分重要。一定要讲卫生，勤洗勤晒衣被，消除虫害，开窗通风，提高防病能力，传染病流行时少去公共场所，避免传染。

到了惊蛰，天气明显变暖，饮食应清温平淡，多食用一些新鲜蔬菜及蛋白质丰富的食物，如春笋、菠菜、芹菜、鸡肉、蛋类、牛奶等，增强体质抵御病菌的侵袭。饮食宜清淡，油腻的食物最好不吃，刺激性的食物，如辣椒、葱蒜、胡椒也应少吃。

正所谓“正气内存，邪不可干”，要刹住邪风外气对人体的侵袭，一定要先找出内因。离开了内因，任何外因都无法发挥作用，所以光找外因是没有用的。具体说来，就是我们要以阴阳平衡为原则，合理调整饮食习惯，给我们的身体来一次“大扫除”，以保证气血畅通，阴阳平衡。

春天湿热的气候环境十分适宜病毒和细菌的生存和扩散，所以，在春天，我们还可以多食用一些清热解毒的药物，来帮助我们抵御病毒的侵害。生活中常见的薄荷、葛根、白兰根等，都是这类药物的代表。

节气养生锦囊

常吃莼菜防外邪：莼菜味道鲜美。《本草纲目》说其“清渴，热脾，下气止呕，治热疸，厚肠胃，解百毒，延年益智”。《本草再新》言其：“疗百毒，清诸疮。”莼菜既可以炒着吃，也可以和鲫鱼、豆腐一起做菜做汤，色香味俱佳。

2. 惊蛰吃梨，润肺去燥美颜肌

晋代诗人陶渊明有诗云：“促春遘时雨，始雷发东隅，众蛰各潜骇，草木纵横舒。”惊蛰就其本意而言，有天气回暖，春雷始鸣，惊醒蛰伏在地下冬眠的意思。

惊蛰时节，乍暖还寒，除了注意防寒保暖，还因气候比较干燥易使人口干舌燥、外感咳嗽，所以应注意润燥。我国民间素有惊蛰吃梨的习俗，家家户户到了这一天，都习惯去买一些梨子来吃。梨和“离”谐音，寓意百病远离是对这一习俗最为普遍的解释。

惊蛰是个万物复苏的节气，一些细菌开始活动繁殖，所以人们很容易患呼吸道疾病，表现为咳嗽、咳痰。此时吃梨，既可以生津润肺，又可以止咳化痰，还可以助益脾气，令五脏和平，增强体质抵御病菌的侵袭。另外，进入惊蛰就能听到春雷的响声，春雷声会惊醒泥土中蛰伏冬眠的各种昆虫，古时候对于疾病又没有百分百灵验的特效药，所以只好借吃梨来寓意病痛远离身体。而且惊蛰一到，农民就要开始准备春耕。人们希望，惊蛰吃梨可以寓意虫害远离庄稼，保证全年的好收成。

从现代养生学的角度来看，惊蛰这一天吃梨的确是大有好处的。在营养学界，梨有个很响亮的名头——天然矿泉水。它多汁、少渣，又含有丰富的葡萄糖、果酸、铁等多种微量元素、膳食纤维以及维生素 A、B 族维生素、维生素 C 等，具有生津止渴、止咳化痰、清热降火、养血生肌、润肺去燥等功能，最适宜春季食用。

吃梨的好处很多，主要有以下几点：

✼ 生者清六腑之热，熟者滋五腑之阴

入春后，因为天气干燥，人们易出现嗓子干痒、声音沙哑等症状。这时，不妨请“护嗓高手”梨来帮帮忙。中医认为，梨外可散风，内可涤热，具有清热、化痰、生津止渴等功效。并有“生者清六腑之热，熟者滋五腑之阴”的说法，对嗓子干痛、热性咳嗽，特别是咳黄痰，有很好的缓解作用。

✼ 促进消化，润肠通便

梨能促进食欲，帮助消化，还可以润肠通便。因此，便秘、消化不良的时候也可以吃些梨。

✼ 降低血压，清热镇静

梨还有降低血压、清热镇静的作用。高血压患者出现头晕目眩、心悸耳鸣时，可吃梨，有助于减轻症状。

需要提醒的是，梨味甘性寒，一次不宜食用过多，否则会伤害脾胃。对于脾胃虚寒或者血糖偏高的人，则不宜食用生梨。

节气养生锦囊

从生命线看肠道健康：从您的手上来看，把手伸出来，先看一下手掌上绕着大拇指走的这一条线，叫作生命线，生命线的根部反映了人的肠胃消化和泌尿生殖功能。有的人在这条生命线的尾部，有很多细的分叉、分枝，如果是这样，代表着可能会出现排泄方面的问题，如便秘等。

3. 排毒减肥在此时，揉、拍、推走“消腹”

惊蛰是推陈出新的时节，只有将体内的毒素都排出去，身体才能焕发活力。排毒最关键的就是保持肠道通畅。说起排毒，就不得不提到减肥这个话题。冬季由于人们进补了较多的高热量食物，所以到了春季难免会长出小肚腩，很快就要到夏季了，单薄的衣衫遮不住肚子上的肥肉，这该如何是好？

减肥的关键之处就是减腹，因为小肠为肠道消化系统的中心，腹部发胖往往是身体肥胖的前兆。因此，想减肥先减腹。中医将腹部的肥胖分为三种：冰凉肚、金刚肚、水袋肚。

✲ 揉走“冰凉肚”

一般情况下，小腹比较寒，和过食寒凉有很大关系。体寒就会导致脂肪的堆积，所以这种小腹者通常看起来很肥胖，腹部摸起来却很凉。一般肥胖者都怕热、爱发热，但这种人怕冷，手脚冰凉，而且小腹是凉的。现代医学研究表明，腹部温度会影响健康，当腹部温度低于 34 摄氏度的时候，多数已经处在亚健康状态了。因此有这种冰凉肚的人通常小腹比较寒凉，温度比较低，导致脏腑也处在冰冷的环境中，功能自然会下降。人体有自我调节的本能，即当体内感到寒冷时，会调节脂肪御寒，这就是为什么小腹逐渐堆积脂肪的原因，在这种情况下一定要注意驱寒减腹。

对于这种冰凉肚的状态，如果不将寒气除去，不把体内的寒散出去，很难起到减肥的效果。最简单的提升腹部温度的方法，就是揉腹法：双手叠放在一起，放到肚脐上，以肚脐为中心，先逆时针揉动。逆时针揉小腹力度不要太轻，因为我们要减腹，会消耗腹部脂肪，所以要尽量将腹部的软组织带动起来，保持一定的按压力度，按压 20 遍以上，不要太多，也不要太少。太少的话腹部不能发热，无法达到驱寒的目的。慢慢地揉动二三十遍之后，腹部就会逐渐变得温热。之后沿着顺时针的方向按揉。一般顺序都是先逆后顺，因为从中医养生的观点来说，逆是泄顺是补，欲补先清。

✲ 拍走“金刚肚”

金刚肚就是指小肚子的脂肪偏硬，这种小肚子以男士居多，很多男士的将军肚往往是因为吃了太多肉食或辛辣食物难以排解，导致内热提升，瘀积于肠道中形成的。金刚肚者的腹部脂肪偏硬，用手按揉能感受到脂肪的结块，摸起来硬邦邦的。这种肚子很难减，想减掉这种肚子，必须做好清热工作。平时多吃些蔬菜、粗纤维食物，比如芹菜、韭菜，有助于保持肠道畅通。

人体腹部有关非常重要的减肥穴，以肚脐为中心，向两侧各旁开三个手指的天枢穴，它是个非常有效的减肥穴、通肠穴。金刚肚患者的脂肪偏硬甚至有脂肪结块，不妨这样练习：双手手掌稍微用力拍打两侧的天枢穴，连续拍打 10 分钟。你会发现被自己拍打的区域红红的，特别是当内在热气比较重时，会拍出很多痧疱、痧点，如同刮痧后出现的东西，这多为内在瘀热的表现。

✲ 推走“水袋肚”

如果你的小腹肥胖不属于前两者，那可能就是脾虚导致的水袋肚。中医上有句话叫“十女九脾虚”，相对来说女人更易脾虚。我们经常会处于这种状态，就是当我们过度思虑时，很容易没有食欲。这是因为思虑会影响脾胃功能。脾胃功能下降，脾虚就会导致虚胖，所以虚胖者的典型特征就是腹部肥软，如同拍水袋一般，这样的人容易疲惫、乏力、易犯困犯懒，即典型的脾虚症。这种体质者往往偏向于水中，因为脂肪细胞中的水分太多，如同水袋，这种体质者只要将脾胃保养好，身体就会瘦下去，因此应当将所有功课放到健脾补气上。健脾补气的最佳方法就是按摩肠胃消化系统，达到提升胃肠的目的。

这里推荐的按摩方法是“玉带环腰手”，所谓玉带环腰手，就是指像一条腰带环绕在我们的腰上。可以做以下动作：双手合十，让掌根顶住肚脐，然后掌根向两侧用力地推开，推我们的小腹，当推到两侧的时候双手在背后勾住，手背相互靠在一起，用手背往回带，到前侧再双手合十向后推，后面手背勾住往回带。反复这样做，就能充分按摩腰部一整圈的位置。很多脾虚型的肥胖会导致腰部鼓出一圈赘肉来，这就是我们常讲的“游泳圈”。通过这样的手法，可以非常好地把它消解掉，而且能保养肠胃消化系统。

节气养生锦囊

经络嚓嚓功——减肥又排毒：首先我们要搓热的部位就是手掌，手掌正侧走的经络是心包经、心经和肺经，搓热双手就有激活这三条经络的效果。很简单，搓的时候一定要稍微用一点力，把手掌搓热。当我们手掌的正侧搓热了以后，让手指相触，把两只手打开，手心向下，双手的虎口位置相互摩擦，这里是大肠经经过地方，激活大肠经，可以促进肠蠕动，排出宿便。当虎口发热以后，绕腕把双手的手心向上，用两手小指侧的掌侧相互摩擦，这里是小肠经，它走我们的臂膀，中医称它为肩脉，经常搓热这里可以促进肩膀的血液循环，调理肩膀的酸痛疲劳。最后一个面，我们可以勾住小指，翻转手臂把手背靠在一起，然后小指打开，双手再相互摩擦，把手背搓热，这样一来就把手的四个面都摩擦到了，不仅能充分疏通经络，还能彻底排出毒素。

4. 风温邪毒此时盛，谨防痄腮来侵袭

惊蛰时节百虫动，随着有形之虫的活动，往往一些无形的邪毒也会侵入人体，导致很多疾病的发生。其中，痄腮就是十分常见的。痄腮好发于儿童，大人比较少见，最明显的表现就是腮腺肿大，以耳垂为中心，向前、后、下扩大，边缘不清，有疼痛及触痛，表面皮肤不红，可有热感，张口、咀嚼特别是吃酸性食物时疼痛加重。可伴有肌肉酸痛、食欲减退、乏力、头痛、咽痛等。

中医来讲，痄腮主要是由于外感风温邪毒，从口鼻进入人的身体，夹痰化火，遏阻少阳、阳明经脉，郁而不散，失于疏泄，郁结在腮部所导致的。少阳与厥阴互为表里，足厥阴肝经循少腹络阴器，如果受邪较重，常常会有小腹痛、睾丸肿胀等并发症的出现。如果温毒炽盛，热极生风，内窜心肝，还会出现高热、昏迷、痉厥等病变。所以，一旦出现痄腮，就要及时治疗。

治疗痄腮，比较常用的是用赤小豆涂搽。取赤小豆、青黛各 30 克，大黄 15 克。先将赤小豆、大黄研为细末，再以青黛混匀分成 5 包（每包约 15 克）备用。使用的时候，取药末 1 包与鸡蛋清 2 个调成糊状，

涂搽两腮部，干后再涂，不拘次数。如果找到大黄、青黛，可以只用赤小豆，直接将赤小豆研末，用温水或蜜调成糊状敷患处。这样不仅操作简便，疗效也是不错的。

赤小豆，作为我们日常食用的豆类，很多人不太清楚它的功效。从中医上来说，赤小豆清热利湿、消肿解毒的功效很好，常常被当作中药使用。用赤小豆治疗痄腮，还有一则有名的医案。

北宋仁宗年间的一个春天，一日，皇帝赵祯起床时觉得耳下两腮部发酸、隐隐作痛。用手一摸，感觉有些肿胀，赶紧传唤太医来看。太医看了之后回禀："陛下此症，名谓痄腮，乃风湿病毒之邪，由口鼻而入所致。当以普济消毒饮内服、如意金黄散外敷，可保龙体安康。"

结果，过了三天，皇帝的病情不减反增，太医们慌了手脚，各有各的说法。赵祯知道后大怒，急下诏求天下名医。可是，名医云集的京城谁也不敢去给皇帝看这个病。过了两日，一位姓傅的走访郎中看到了皇榜，回到住处取了赤小豆研成细末，以水调成糊状，美其名曰"万应鲜凝膏"。然后揭下皇榜去给皇帝治病，一连三天，皇帝的病就好了。可见，这赤小豆治疗痄腮的强大功效。

方中的大黄和青黛也都有清热凉血的作用，三药合用，效果更好。

治疗痄腮，在家中取材方便的除了赤小豆之外，还有仙人掌。很多家里都养仙人掌，用起来也很简单。取仙人掌适量，拔去刺，捣烂，用鸡蛋清调匀，外敷在腮帮肿胀的部位就行。

虽然在中国吃仙人掌是比较鲜见的。但是，作为药物，它却早就被记载于古医书上。《陆川本草》记载，仙人掌有消炎解毒、排脓生肌的作用；《湖南药物志》记载，仙人可以掌消肿止痛、行气活血、祛湿退热生肌。总的来说，仙人掌清热解毒、散瘀消肿、凉血止痛的功效很好，外用对痄腮的治疗很有好处。

节气养生锦囊

风吹树式瑜伽按摩肠道：首先深吸气，双手经体侧打开伸向天空，到头顶为止，让双手合十，同时十个手指头交叉抓握。只有食指指尖伸直向上，手臂充分地向上延展，当吸气的时候，手指尖带着身体慢慢地向左侧，逐渐地向左来带动上半身，如果感觉比较吃力，就停留在我们能做到的范围之内，同时尽可能加深呼吸。在做这样的运动时，肠道能得到一个很好的按摩，保持这个姿势，两三个呼吸后逐渐起身，接着向右侧做同样的练习。

5. 荨麻疹多发季节，补气固表来防治

惊蛰一到，春天的景象就更加明显了。气温正好，不太冷也不太热，阳光明媚，是一个很好的季节。但是，这个时候却也正是各种疾病侵袭人体的时候。各种皮肤疾病也最喜欢在这个时候来袭，其中，荨麻疹就是比较常见的皮肤病。

荨麻疹俗称“风团”，若皮肤上出现瓷白色或浅红色风团，并有瘙痒或烧灼感，那可能就是染上了荨麻疹。但是，这些疹子往往有点“来无影去无踪”，出现得比较快并且成批出现，但是消失得也很快，通常是在一天之内，而且不留任何痕迹，让人误以为已经好了。但实际上并没有，随后还会继续发作。正因为这个特点，中医称之为“瘾疹”。一般来说，发病比较急并且几天之内就好的为急性。还有的反复发作，病程延续几个月甚至经年累月反复发作。

在中医看来，许多皮肤病的发生与阴阳不调、气血失和有关，荨麻疹也是如此。现在的人们每天为了生活忙碌，压力大，工作时间长，劳

心伤神。神无以安，精不能藏，神不能安则阴阳不和，精不能藏则气血衰竭，所以出现阴阳失调，气血不和也是必然的。所以，荨麻疹患者往往还可能伴有不定时的头痛头晕、乏力、五心烦热、失眠、耳鸣、腰酸腿软、潮热盗汗、口舌生疮、口渴唇裂等情况，女性往往还有带下、月经不调、小腹痛等情况。

在这样先天禀赋不耐受，也就是通常说的过敏体质的情况下，外部再受风邪侵袭，致使肌表气机阻塞，气血瘀滞，就会导致发病。正如《医宗金鉴·外科心法要诀》记载："此证俗名鬼饭疙瘩。由汗出当风，或露卧乘凉，风邪多中表虚之人。初起皮肤作痒，次发扁疙瘩，形如豆瓣，堆累成片。"所以，要治疗荨麻疹，内部调养很重要，应该以补气固表为主要治疗原则。

补气固表的代表方药首推玉屏风散。玉屏风散选自《丹溪心法》，原本是用来治疗自汗的。自汗的最根本原因就是气虚体表不固，所以用玉屏风散治疗荨麻疹也是十分有效的。玉屏风散，通常在药房就能够买到中成药。每次 9 克，温开水送服，一天 2 次，1 周 1 个疗程，一般 1～2 个疗程即可好转或痊愈。

当然，有心的朋友可以在家自制散剂，价格便宜，而且方便服用。取黄芪、白术各 10 克，防风 5 克，放在一起研为细末（比较大的药店都有打粉机，可以提供中药研磨服务），混合均匀，早晚各一次，用温开水送服，一天内服完。也可以把药散煎汤当茶饮，每天煎一剂，分数次温服，连续服用到荨麻疹痊愈。

玉屏风，顾名思义就是由宝玉制作而成的屏风，指的是这个方药的功用，有如御风的屏障，而又具珍贵如玉之意。方药仅有三味药材，黄芪、白术、防风。黄芪性味甘温，是一种补气药，偏补肌表卫气，最能益气、固表、实卫。白术是培补脾胃之要药，能够健脾益气，脾旺则促进气血生化，有固表的作用。防风是治风的要药，可祛风止痒。黄芪得防风，固表而不留邪；防风得黄芪，祛邪而不伤正。这三种药物在一起使用，标本兼治，再好不过了。

另外，单方蚕沙治疗荨麻疹也有很好的效果。每次取 30 克蚕沙装入洁净的纱布袋中，放入药罐，加水 1 碗。先用大火烧开，再用文火煎 20 分钟，约得半碗药汁，一次服下。一般服用 2 ~ 3 天就会好，好了以后多服一天，巩固疗效。

蚕沙入药，古已有之，晚蚕沙入药的效果比新蚕沙要好。具体来说，蚕沙能祛风燥湿、清热活血，治疗荨麻疹可以说是得心应手了。也并不是说但凡是荨麻疹就必须内治。邪有深浅之别，同为阴阳失调，气血不和，伤于内就会出现头晕头痛、乏力腰酸、月经不调等状况，荨麻疹是伤在皮毛，自然能够外治。

外治也不用多麻烦，平常我们淘米的水就可以清热祛湿，治疗荨麻疹。取淘米的第一遍水 1000 毫升左右，加 3 大匙盐，倒入锅中大火烧沸后，再继续用文火煮 15 分钟。然后倒在盆中，等到温度适合的时候擦洗患处。

当然，荨麻疹患者平常还要注意避免其他恶化因素。比如不要用手抓、不穿紧身衣裤、不激烈运动、勿用电暖器致皮肤干燥等。在治疗期间或在恢复后，应注意饮食的禁忌，不宜食用鱼虾、辣椒、烟酒等腥发动风和刺激食物。

节气养生锦囊

灸足三里、绝骨泄毒气：足三里即足三里穴，为足阳明胃经穴位。绝骨是足少阳胆经穴位。《千金要方》认为，足三里穴“主腹中胀满，肠中雷鸣，气上冲胸”。绝骨为足三阳之大络，主治心腹胀满、脚气病等。灸此两穴可以让人强壮，而且能预防脚气冲心的发生。

春分

——调阴阳，补阴气，阴阳平衡保健康

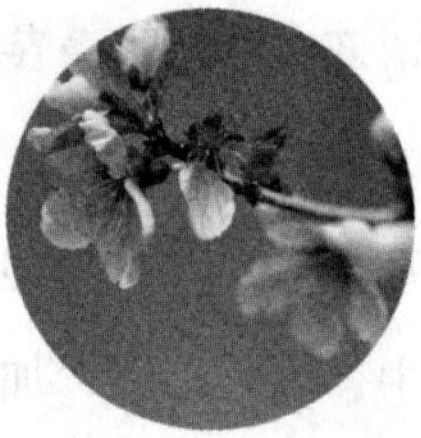

《春分日》

——徐铉

仲春初四日，
春色正中分。
绿野徘徊月，
晴天断续云。

养生细节提醒：

◎春分时节减衣不宜过早，突然出现冷气流的时候要及时增添衣物。

◎起居上可晚睡早起。天气好的时候可以逐渐开始晨练，以打太极、散步、慢跑等为宜。

◎饮食上注意禁偏热、偏寒的食物，保持冷热均衡、温度适中，进而保持人体之阴阳平衡。

◎此时为传染病多发期，应当注意卫生，将室内、室外不起眼的角落、阴暗死角处的污垢清理干净。同时保持室内空气流通，厨房、卫生间的异味要及时清除干净。

1. 寒暑此时定，养阳补阴保平衡

《春秋繁露·阴阳出入上下篇》有记载：“春分者，阴阳各半也。故昼夜均而寒暑平。”一个“分”字就道出了昼夜与寒暑的界限。农历书记载“斗指壬为春分，约行周天，南北两半球昼夜均分，又当春之半，故名为春分”。

春分节气平分了昼夜、寒暑，更为重要的是阴阳。《素问·至真要大论》中记载：“谨查阴阳所在而调之，以平为期。”意思就是说，人体要顺应这种春分时节的阴阳平衡，使脏腑、气血、精气的生理运动与“外在运动”即脑力、体力和体育运动和谐一致。明白了平衡的原理，我们就清楚了其中的调治之法。

春分只是在这一天达到了阴阳平衡。在此之前，自然界的阴气强于阳气，在此之后，自然界的阳气胜过阴气。也就是说，这一天和秋分一样，既是阴阳平衡的一天，也是阴阳势力开始重新分配的临界点、转折点。与之相对应，人体内的阴阳之气，也会随之发生改变。在这个时候，稍不注意，人体就容易气血紊乱，导致疾病的发生。

中医认为，这种节气的转换时刻往往是一些旧病复发、重病转危病的关键时刻。中医学认为，养生应该因时而变。根据时节的变化改变养生方法，从生理和心理上保持人体的阴阳平衡状态，这是养生保健的关键。人的身体之所以会生病，是因为阴阳失去平衡，造成阳过盛或阴过盛，阴虚或阳虚。只要设法使太多的一方减少，或使太少的一方增加，使阴阳再次恢复原来的平衡，疾病自然就会消失于无形了。

此时节人体血液正处在旺盛时期，激素水平也处于相对高峰期，所以，最易引起如高血压、月经失调、痔疮及过敏性疾病等常见的非传染性疾病。对于这些疾病我们也应当给予高度的重视。《素问·骨空论》中所说：“调其阴阳，不足则补，有余则泻。”所以，我们在情志、运动及饮食上都应遵循“虚则补之，实则泻之”的原则，对身体阴阳的平衡进行调整，从而达到杜绝疾病、健体强身的目的。

春分与惊蛰同属仲春，从节气惊蛰到春分，正是春回大地，万物生长、欣欣向荣的阶段。惊蛰后的天气明显变暖，细菌病毒也同样迅速生长繁殖，中医主张要进行饮食调养，增强体质抵御疾病。在饮食方面，要注意抵制诱惑，好吃的东西未必对人体有益。清淡、易消化的食物，如大米粥、薏米粥、赤豆粥、莲子粥、青菜粥等，既能提高人体免疫功能，又有健脾养肝、补肺肾、调补气血的功效，此时可多食用些。油炸、生冷、甜腻之物则应尽量少吃或不吃。此外，也不要偏重某一味或某一性，如偏寒、偏热、偏升、偏降、偏散、偏收。比如，姜是发散的，萝卜是收敛的，这两样东西都可以吃，但要有所平衡。吃偏寒的螃蟹，不要忘了加点偏热的生姜；吃狗肉等热性食物之后，不要忘了吃点梨或其他水果。春天肝气旺，而肝气旺易伤脾，所以这个季节要少吃酸、多吃甜食以养脾。

节气养生锦囊

美味锅巴易消化：锅巴是煮米饭时锅底所结之物，经低温烘烤而成，又香又脆。粳米经炒、烘、烤之后，食之味香，促进食欲，还有消食导滞、收敛止泻的功效，所以，春天多食锅巴有益。除淀粉外，其他成分大多藏于米粒胚芽和外膜中。经过低温烘烤，外层的营养成分多被破坏，部分淀粉也分解了，故食之极易被消化。此外，微炭化后的锅巴，还能吸附肠腔里的气体、水分和细菌的毒素，达到收敛止泻的作用。

2. 阴阳易失衡，当心旧疾复发

春分时节最大的特点就是阴阳平衡，春分之后，这种阴阳平衡容易被打破，所以此时节旧疾易复发。

从立春开始，人体的阳气就开始从内脏向外走，人体气血一半在内一半在外，而自然界也刚好是太阳从南回归线走到赤道，处在一半白天一半黑夜的平均状态。随着阳气逐渐变得旺盛，大量气血由内向外，在走的过程中，很容易出现“拥堵”现象，进而导致旧疾复发。旧疾复发是身体出现“拥堵”造成的，那么防治旧疾复发的方法就应该放在疏导交通上。

中医上常讲，肝主疏泄，因此，疏导交通的功能自然要落在肝的头上，想让肝脏发挥正常的疏泄功能，首先要做的就是保持情绪的平稳，即情志上要顺应抒发，喜怒哀乐都要抒发，但是要有节制。内心有怒火，一定要发泄出来，但是不能一发不可收拾，一定要适度；内心有哀愁，一定要哭出来，但不能哭得死去活来。

在饮食方面，宜清补而不宜浊补，因为肝主青，多吃些青绿色食物有养肝的作用。经过一个冬季的进补，肝脏积聚了大量油脂，需要及时将储存一冬的热量、垃圾先释放并清理出去，否则即使再好的东西也难吸收进去。只有先将肝脏清理干净，护肝才有意义。

起居上，无论是工作还是娱乐都要遵循适度的原则。《素问》中有云：“久视伤血，久卧伤气，久坐伤肉，久立伤骨，久行伤筋。”“动”之过度，就会损伤机体，但是太过安逸，会导致气机闭阻，气血瘀滞，也会致病。日常起居中，一定要遵循一定的原则：不能长时间看书、看电视、看电脑，否则会由于血虚不能润目而致双目干涩；不要长时间卧床，否则会由于气机流通不畅而气血瘀滞。以此类推，过久坐着会导致肌肉松弛，站立的时间太久会伤骨头，行走的时间太久会导致筋骨受伤，所以，养生必须保持良好的起居习惯。

为了让气血正常疏泄，还可以点按指尖和小腹，以促进气血运行。可能有人疑惑，这是什么原理？因为手指两侧分布着人体经络之井穴，每只手各6个井穴，井穴通常是经络的端点，所以按摩经穴可以起到疏通经络、调节阴阳的作用。

小腹是人体的中心，有平衡人体气血的作用。春季，气血开始从腹部向外发散，按摩小腹有助于打通经络、调节气血，让阳气得到更好的生发。因此，揉腹非常关键，经常用手掌心的劳宫穴按摩小腹至发热，能养元补气，滋阴培阳。春季按揉小腹，每天早、中、晚各按摩一次，先逆时针，后顺时针，最少按摩36圈，力度适中。

节气养生锦囊

鸟王式瑜伽——调节人体平衡：双脚并拢在一起，收腹挺胸，把腰背伸直，让两手臂交叉，右手臂在下，左手臂在上，使两肘关节靠在一起，然后使手臂竖起来，让右手去抓左手腕。可能有的朋友会觉得手臂肌肉有些紧张，但是没有关系，我们可以改用双手抓住肩膀。如果觉得轻松，就用手来抓住手腕，双腿弯曲，把重心放在右脚上，然后把左脚抬起来，注意左脚慢慢抬起盘于右腿的外侧，左脚尖勾住右小腿，臀部往后坐，把腰背伸直。保持这个动作大概3～5个呼吸的时间，这是一个非常好的平衡练习。这套动作中，手臂缠绕在一起能以激发手臂经络，腿缠绕在一起可以激发下肢经络，让全身经络达到疏通调节和平衡的状态。

3. 春意勃发，性欲过旺当节制

惊蛰时节，万物勃发，是动物发情交配的季节，所以古代形容男女之情多用“春情”来比喻。

“饮食男女，人之大欲存焉”。性，与饮食一样重要，从来就是不可避免的问题。孙思邈曾经讲过，“男不可无女，女不可无男，无女则意动，意动则神劳，神劳则损寿”。也就是说，性爱是成年男女不可少的一部分。如果成年男女长期没有性生活，对身体是很不好的，会导致很多疾病的发生。但是，“房中之事，能杀人，能生人，故知能用者，可以养生，不能用者，立可致死”。性爱能益人，也能损人，其中的道理还真是不少。

古乐府《春歌》中有云，“云眉忘注口，游步散春情”，少女怀春，少男春心萌动，有时会发生遗精，甚至春梦一刻，有梦交之情，此即为春季生发之气促动，对健壮的少男少女来说是性兴奋的反应。就夫妻而言，在春风吹拂、阳光和煦之期，也会春意勃发，性欲高涨，使春季的房事明显多于冬季。此时的性生活，要适合春季的特点，使生发之性充分展露，使身心调畅，意气风发，切忌恼怒抑制。同时，这个时候是最容易纵欲过度的，正是“当春行乐，每易过情”，切不可让春情信马由缰，任意放纵。如果春季不节制，“并力闺房”，就易致“身无宁刻”而得病。

肾藏精，主生殖，肾中精气主宰着人体的生、长、壮、老和寿夭康泰。凡能节欲固元，多能享以高寿；违此常理者，就会导致肾亏，使人过早地衰老。《千金要方·道林养性》中就指出："若夫人之所以多病，当由不能养性。平康之日，谓言常然纵情恣欲，心所欲得，则便为之，不拘禁忌，欺罔幽明，无所不作，自言适性，不知过后，皆为病本"。元代李鹏飞在《三元延寿参赞书》中专门写下一篇《欲不可纵》，详尽地描述了极情纵欲的危害性。他认为房事过多过滥，就会使真元耗散、髓脑枯竭、肾虚阳痿、耳聋目盲、肌肉消瘦、齿发摇落、面容憔悴、形体消瘦、精神倦怠、虚汗淋漓、失眠多梦、不思饮食，以及消渴病及各种虚损病。更有严重者，落得命同朝露，英年早逝。

房劳过度对身体有害无益。所以，众多养生专家都告诫人们，千万不可纵欲，要节欲。懂得节欲保精的人往往能够长寿，孙思邈就是一个十分典型的例子，93 岁犹能"视听不衰，神采甚茂""白首之年，未尝释卷"。《中国医学名人志》记载有年龄的 148 人，80～90 岁者 60 人，90～100 岁者 34 人，100 岁以上者达 12 人。

当然，节欲不等于禁欲，贵在"得节宣之和"。人需要正常的性生活，宋代齐仲甫的《女科百问》中讲："女人天癸既至，逾十年无男子合，则不调"。也就是说，女子在月经来了算起，十年还没有性爱，就会出现月经不调之类的状况。

节欲，提倡正确掌握性生活的节律性。孙思邈对性交次数的看法是："人年二十，四日一泄；三十者，八日一泄；五十者，二十日一泄；六十者，闭经勿泄。若体力犹壮者，一月一泄。凡人气力自有绝盛过人者，亦不可抑忍"。这是孙思邈根据人的体质归结出来的数字，当然，也没有必要完全遵照这个数字来进行，健康夫妇的性生活以每周 2 次左右为宜，以夫妻双方性生活的第二天不感到疲劳为合适。即使是在性欲旺盛的春天，也不要超过这个度太多。特别是很多人在初春结婚，新婚燕尔，更是要注意这个问题。当然，如果一个人的性爱次数跟大象一样，要以年为单位，那也是要不得的。

另外，节欲还要注意，性爱应当避免在不良情绪、醉后、饱后、病后、病时进行。如果夫妻双方有一个在病中，性欲上来却不顾所以，还要行房，很可能就会导致病情加重。

人生从生理成熟到生命的终结，要经过不长不短的几十年，任何事情都应当不紧不慢、有条不紊地进行，性爱这件事情也是一样的。急于一时，终是不能长久，只有细水才能长流。

节气养生锦囊

内分泌状况检测小窍门：把身体重心放在一只脚上，比方说把重心放在右脚上，把左腿弯曲抬起来，然后双手平展到身体两侧，闭上眼睛。如果这个动作能保持15秒钟的话，身体状态应该是不错的，但如果坚持不了15秒钟，您就可能存在经络失衡的状态，或者有早衰的迹象，这是个很方便的自我检测方法。

4. 春分重养生，气色更好人更美

春分这个节气养生的关键之处就是注意平衡，那么，如何保持内在的平衡呢？《黄帝内经》上有云："有诸内，必形于外。"意思就是说，内在的状况很多时候都会通过外在表现出来。所以，人们可以通过观察自己的气色了解内分泌是否平衡。

其实，看人体的三个方面是否有光泽，就能知道内分泌是否处在健康、平衡的状态。

✲ 皮肤是否有光泽

很多女士的皮肤偏黄或者黯淡无光，这通常意味着身体处在不健康、不平衡的状态中。从养生的观点来说，皮肤反映着人体内在的很多问题，脏腑之气皆上之于面，整个面色就体现着脏腑的健康状态。

✲ 头发是否有光泽

很多人的头发干枯分叉，暗黄或偏黄，不够黑亮，体现着内在问题。发为血之余，头发和肝血是否充足有着密切关系。当人体肝血不足时，对头发的滋养就会差很多。而且肾其华在发，头发可以体现肾气是否充足。一定要注意，当感觉到自己的头发缺少光泽度的时候，很可能预示着肝血、肾气都存在问题。

✲ 眼神是否有光泽

"眼睛是心灵的窗户"。一个人什么都能掩饰，唯独眼神掩饰不了。当一个人的内在处于不平衡的状态时，眼神肯定是呆滞无神或者游离的状态，暗示着人体内在可能出现了问题。

春分时节，总有一些人容易发生过敏，比如皮肤过敏或花粉过敏。从养生的角度来说，过敏首先是体质的问题，体质比较好的人一般极少出现过敏，如果总是在过敏，则说明体质已经开始下降，可以通过一个小方法来检测一下自己是否过敏：将手伸出来，看看手掌的中指、无名指指根处，如果这两根手指根部都出现一条纹，则说明自己是过敏体质。这条线在古代被称作"美人线"，意思就是说，手上长出这条纹路，可能五官比较端正，长得标致、漂亮，但也可能预示着是过敏体质。如果出现了这种情况一定要提高警惕，特别是在易过敏的春季，应当做好防范，增加运动量，合理饮食，规律起居。

春分时节，对于女性朋友来说，气色不好、面色偏黄是她们最苦恼的事情。之所以会这样，多是脾虚的反映，此时最适合吃些桂圆。因为桂圆肉有非常好的养心补脾功效，平时可多用桂圆熬粥。没时间熬粥可以用桂圆、枸杞、菊花一同泡茶饮服，能健脾养心、补养起色，改善面色暗黄。

春分时节，肝气仍然处在升发的阶段，此时应当注意避免肝火过旺，可以喝一杯菊花决明子茶。决明子可以在茶叶店或超市里买到，它是专门降肝火的药食同源之品，可以用它和菊花一同泡水喝，即可解决肝火旺的问题。

如果是整天对着电脑工作的办公室一族，免不了长时间受电脑辐射，此时不妨用百合泡水喝，有养肺润肺的功效，有助于改善呼吸系统问题，同时抵抗电脑辐射对身体的影响。此时虽然不宜吃太补的食物，但是可以吃些补肾的相对温和的食材，如枸杞子，单用枸杞子泡水就能起到非常好的滋肝肾、补阴虚的功效。

到了春分，已经是春暖花开的时节，人体能量也随之升发，久而久之会导致内在火热之气比较重，这时候可以吃些大枣，既能滋补养颜，又不至于补过。但是要注意的是，枣不能吃得太多，否则不利于消化。

节气养生锦囊

脊椎扭转式——改善脾胃功能：平坐到地面上，把腿伸直，腰背伸直，左腿弯曲，左脚跟向内收，再收小腹，右手的肘关节弯曲抱住膝盖，身体向左侧转，左手扶地，这个动作就是一个比较简单的脊椎扭转式。在这个动作的过程中，我们会发现脊椎轻微地扭转，腹部的脏器得到很好的按摩和挤压。如果感觉相对轻松，我们可以来做加强练习，把右手的小臂竖起来，肘关节挡在膝盖的外侧，借助两边肩膀的发力来扭转。保持这个动作3~5个呼吸，就可以起到对肠胃消化系统的调节作用，脸色暗黄也可以得到非常好的改善。

清明

——疏肝脾，清火气，外出之时防流感

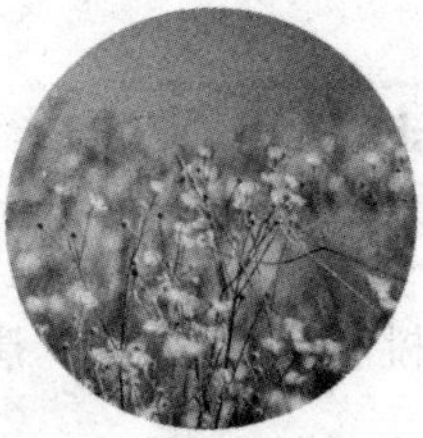

《清明》

——杜牧

清明时节雨纷纷，
路上行人欲断魂。
借问酒家何处有？
牧童遥指杏花村。

养生细节提醒：

◎清明时节虽然会有寒暖交替的情况出现，但不能过早穿单衣，要继续遵循“春捂”的养生原则，谨防感冒。

◎早睡早起，平时可以到庭院、公园散散步，打打太极拳。不过锻炼的过程中，要注意保暖，谨防感冒的发生。

◎祭祀的时候，有心脑血管疾病的人应当注意避免劳累或者过于伤心，应当多提醒自己稳定情绪，扫墓的时候最好有亲人陪在身边。

1. 清明时节赏桃花，摘些桃花养容颜

清明时节的桃花开得最美，唐代诗人崔护有“人面桃花相映红”的诗句，就是形容姑娘美丽的面庞和盛开的桃花交相辉映，显得分外绯红。

桃花自古便与女子联系起来，“面若桃花”“人面桃花”等都是对女子美貌的赞美。《诗经》中更是有“桃之夭夭，灼灼其华”的诗句，女子美到什么程度呢？如盛开的桃花一般娇艳，这可以说是很高的评价了。唐朝的才子崔护更是为自己心爱的女子写下了“去年今日此门中，人面桃花相映红，人面不知何处去，桃花依旧笑春风”这样的诗句。

桃花不仅在文学作品上有着极高的地位，在中医上也有举足轻重的分量。中医认为，桃花性味苦辛，无毒，归心、肝、胃经，具有利水、活血、通便、润肤、悦面的功效。其中，桃花悦肤美容的功效最受人们赞赏和推崇。

清明前后，正是桃花盛开的时候，爱美的女性朋友不妨采摘些桃花来养颜，既天然又有效。桃花美容，最常用的莫过于桃花白芷酒。最好是自己在农历三月初三这一天，去环境比较好的地方采摘东南方向枝条上花苞初放及开放不久的桃花来阴干。取桃花25克（鲜者250克）、白芷30克，泡入1000毫升白酒中。密封瓶口，不时摇动，7天之后就可以饮用了。每天早晚各饮用桃花白芷酒10～15毫升，同时倒少许入手掌心，双手对擦，待手擦热后来回揉搓面部，连续用一个月以上。这一方法对脸色晦暗、黄褐斑、黑斑等都能起到很好的治疗作用。

桃花养颜的功效，自古以来就备受人们的肯定。《神龙本草经》记

载桃花能够“令人好颜色”，《图经本草》也说桃花“可悦泽人面，红润容颜”。孙思邈的《千金方》中也提及：“以酒渍桃花服之，好颜色，治面病，三日见效。”在唐代，桃花养颜尤其被人们推崇。每年阳春时节，桃花盛开，宫女们就摘下桃花，洗干净后加蜂蜜、白酒搅均匀，密封7天后食用，驻颜效果极佳。这种方法风行很久，直到清代还有妃嫔用它来养颜。

说到桃花，不得不提一下大名鼎鼎的“桃红四物汤”。四物汤由当归、川芎、熟地黄、白芍四味药材组成，有补血、活血、行血三重功效，被誉为“妇科圣药”。不仅能滋补气血，还能治疗头晕目眩、月经不调和闭经等女性疾病。在四物汤的基础上加入桃仁和红花就做成了桃红四物汤。桃仁能破血行瘀、润燥滑肠，红花则能活血通经，去瘀止痛，从而使气血更加畅通，进一步达到排毒养颜的效果。

相传，在公元1321年，名医朱丹溪外出行医时路过桃花坞，看见那儿的女子个个都面若桃花、白里透红，很是惊奇。于是便四处询问，才得知当地的女子都喝一种自制的桃红汤，里边主要就是桃仁和红花。朱丹溪从中得到了启发，根据这桃仁和红花的功效，结合“妇科圣方”四物汤，配成了这桃红四物汤。

朱丹溪在配汤时，以熟地、当归各15克，白芍10克，川芎8克，桃仁9克，红花6克入药，煎药时用中等大小的碗装4碗水倒入锅中煎煮，煮到只剩一碗水的量即可。本方被称为“调经养颜第一汤”，根据个人情况，通常可以长期使用。不仅可以让全身气血通行，就连月经、“面子”这些问题都能够得到很好的解决。同时，脸上的青春痘也会消失无踪，皮肤会变得越来越白里透红。

用好桃花，不但能够做到面若桃花一般的娇艳，同时还能够解决月经不调、便秘等问题，甚至能够起到减肥的效果。

节气养生锦囊

半侧莲花式去肝火：首先平坐在地板上，可以先从身体左侧开始，把左腿弯曲，踩在右大腿的根部，左膝盖向外侧平放在地板上。脚跟要向内靠近会阴部，然后身体转向左膝盖的方向，让背伸直，让右脚的脚尖向回钩。左手叉腰，右手去抓右脚的脚尖，左肩膀向后展，左手举起伸向天空，这个动作可以充分地让我们身体外侧的肝经得到充分的舒展。

2. 清明易上火，养生先清火

清明时节，雨水逐渐增多，天气开始变热，此时很多老年人就会提醒年轻一辈，清明之上不进补。因为这段时间天气逐渐炎热，雨水增多，内在湿热会重一些，而且整个春天的能量都是逐渐向上升发。肝主升发，随着时间的推移，肝火相对较旺，就会导致各种火气增加。

✽ 牙痛

首先，清明经常遇到火气问题，很多人都会通过牙痛反映出来，因此这段时间一定要注意饮食尽量清淡。俗话说得好，“牙疼不是病，疼起来要人命”。如果你正遭受牙痛的困扰，可以通过快速止痛的穴位止住牙痛——合谷穴。

找合谷穴有个窍门，把一只手的虎口张开，另一只手的拇指中间的指节横纹顶在虎口边缘，之后拇指指尖向下按，指尖按到的位置就是合谷穴。当我们想按合谷穴起止痛效果的时候，要向食指手掌骨头的方向用力，用力掐它，持续 1 ~ 3 分钟，牙痛即可得到缓解。

✻ 长痘痘

女性们最关注的就是自己的容貌问题，而上火很容易影响到皮肤状况，比如长痘痘。《黄帝内经》认为，面部不同部位长痘痘，表现的是不同脏腑的火气。

很多人额头反复长痘痘，反映的是心经的内热重，即心肺有火。睡不好、工作压力、饮水少的时候，额头就会冒出一些痘痘，如果觉得近期工作压力比较大，一定要注意缓解精神压力、调节睡眠，减轻心肺火气。

还有的人会在嘴巴周围长痘痘，反映的是脾胃有火气，因此一定要饮食清淡，少吃肉食和油腻、辛辣刺激之品。还有的女生下巴反复长又大又硬的痘痘，说明体内湿气重，或者大肠不通畅，体内的宿便瘀积，毒素瘀积就会反映到下巴上，表现出来就是反复在下巴长痘。遇到这种情况时，应当及时清理体内的湿热，平时多吃薏苡仁、山药等食物，尽量避免吃过于油腻的食物。

然而，想要清除这些火气并不难，可以趁着清明节吃些时令蔬菜——豆芽。豆子在发芽的过程中会释放大量维生素 E、维生素 P，这些营养物质都会对皮肤健康大有益处，所以在清明节多吃些豆芽有助于保养皮肤、清除内热、去除痘痘。

✻ 口臭

火气还可能表现在口气加重上，这种问题其实就是胃火加重，必须注意及时清理肠胃。平时可以喝些薄荷叶泡的水，因为薄荷叶有清理胃火、祛除口臭的作用。还可以尝试伸展体前侧的瑜伽动作——单侧弓式，以舒展脾胃经、清理脾胃瘀热。

单侧弓式：首先趴在地面上，我们可以先从身体右侧来开始练习：把右手臂弯曲撑在体前侧，右小腿弯曲向后抬起，左手向后去抓住右脚腕，保持这样的动作。轻松的话就拉伸右腿，把它抬起来。如果吃力就把腿放低一点，目光向前下方。这个动作一定要根据自己的身体状况掌握幅度，在自己能做到的范围之内适度去拉伸。

此动作能促进腿上赘肉和脂肪的消除，还能舒展胃经，清理胃热。每次做完这个动作之后，记得放松一下，将臀部抬起来放到脚跟上，额头贴在地板上休息一会儿，之后再慢慢直立起身，整套动作就结束了。

清明时节一定要按时睡觉，不可熬夜，按点吃饭，饮食尽量清淡、少油腻，多喝水，以确保体内有充足的水分排出内火。

节气养生锦囊

天枢穴调理脾胃上火：如果口气较重，嘴巴周围长痘痘，长期排泄不好，则很可能是脾胃上火了，脾胃上火怎么调呢？可以找天枢穴，它不单单具备清理脾胃之热的效果，还有减肥、减腹、通肠道的功效，那它在身体的哪个部位呢？在肚脐两侧旁开三个横指的位置上。如果脾胃上火，建议大家经常按揉它，以促进肠蠕动、通畅肠道、减轻脾胃之火。

3. 阳春三月好时节，过敏性鼻炎太扫兴

清明时节，很多人都会选择外出踏青或扫墓。阳春三月，气温逐渐升高，郊外的桃花、玉兰花、樱花等众多花卉都纷纷绽开了笑脸，虽然是姹紫嫣红、桃红柳绿，一片赏心悦目的景象，但有一部分人因花粉、柳絮、灰尘而引起过敏性鼻炎复发。

中医上将过敏性鼻炎分为长年性鼻炎和季节性鼻炎两种，在临床上要将这两种疾病区分开。长年性过敏性鼻炎，是指每年过敏性鼻炎

的症状持续在9个月以上，多为室内的过敏源，如尘螨或其粪便所致。长年性过敏性鼻炎一年四季都有症状，在螨繁殖最多的时节加重。春季过敏性鼻炎属于季节性过敏性鼻炎。所谓季节性过敏性鼻炎，就是每年只在特定的季节才会发作，是由花、草、树木等引起的。因此，季节性过敏性鼻炎又称枯草热或花粉症，其发病有着明显的季节性，多在春秋两季发生。

清明时节刚扫完墓，很多人就会因为过敏性鼻炎到医院就诊。过敏性鼻炎和普通感冒导致的鼻子不适有所区别。过敏性鼻炎患者鼻腔和咽喉部位奇痒，有时还会出现眼睛、面颊部皮肤发痒。流清水鼻涕通常出现在感冒初期，且鼻涕不多；过敏性鼻炎会伴随着打喷嚏，而且会有大量鼻涕流出。

导致春季过敏性鼻炎高发的原因主要有两个：一是春季温差变化大，二是春季过敏源增多。春季昼夜温差变化大，对过敏体质者来说是一种刺激。此外，春暖花开，霉菌活跃，也易诱发过敏性鼻炎。

所以，要防治过敏性鼻炎，最根本的保健措施就是先找出引起自己过敏的物质，即过敏源，并尽量避免它。诱发过敏性鼻炎发作的过敏源都有哪些呢？

✼ 室内尘土

室内尘土是引起过敏性鼻炎的常见过敏源之一，其构成复杂，是各种物质的大杂烩，包括动物性、植物性和化学性等多类物质。

✼ 花粉

并不是所有植物花粉都能引发过敏性鼻炎，只有那些花粉量大、植被面积广、变应原性强，并借助风来传播的花粉才最有可能成为过敏源。

✼ 屋尘螨

螨的排泄物、卵、脱屑和其碎解的肢体，皆可成为变应原。最可怕的是，这种物质可能寄生于居室的任何角落，让人防不胜防。

✲ 羽毛

家禽或被褥、枕头、衣物中的羽毛以及家养观赏鸟脱落的羽毛，皆可为过敏源。

✲ 动物皮屑

动物皮屑是最强的过敏源之一，易感个体若长期与有关动物接触，则可被致敏。致敏后再接触即使很小数量的皮屑，也可激发出鼻部症状，引发过敏性鼻炎。

中医认为，过敏性鼻炎是体质虚寒免疫功能低下而出现的一种症状，多是由于肺气不足，肺内的寒气排不出来所导致的，故治疗应以温阳益气为主。过敏性鼻炎患者必须注意增强体质，加强锻炼，注意防寒保暖，多食温补食物。只有解除体质的虚寒状态，体质增强，过敏性鼻炎才可以治愈。

俗话说，预防重于治疗。在日常生活中，要想彻底摆脱过敏性鼻炎的困扰，除了远离过敏源外，还需要注意一些生活细节：

起居上要注意保暖，不给寒气偷袭人体的机会。鼻炎患者属虚寒体质，寒气最易损伤肺脾阳气，加重虚寒症状。低温食物可能造成呼吸道过敏反应加强，诱发过敏性鼻炎。因此，应当避免冰品、寒凉生冷食物。

节气养生锦囊

尺泽穴去肺火：尺泽穴在肘关节上，将肘关节弯曲，夹出的肘横纹的尽头就是尺泽穴。当感觉肺火比较旺，而表现出咽喉肿痛、咳嗽，甚至毛孔粗大这些问题时，就可以通过找准尺泽穴去按揉它来解决。可以先从左边开始，每一侧按揉两三分钟，然后换到另一侧去按揉。按揉尺泽穴可以通畅肺经、去肺火。

4. 清明踏青好时节，强身健体心情好

清明时节，自古以来就是人们祭祖扫墓的日子。宋代高菊涧的《清明》诗云：“南北山头多墓田，清明祭扫各纷然。纸灰飞作白蝴蝶，泪血染成红杜鹃。日暮狐狸眠冢上，夜归儿女笑灯前，人生有酒须当醉，一滴何曾到九泉。”在农业生产中，更有“清明谷雨两相连，浸种耕田莫拖延”“清明忙种麦（北方）”“清明前后种瓜点豆”的说法；在城市里也有“植树造林莫过清明”之说。可见，不管是在农村还是在城市，清明都是一个值得重视的日子。清明三候：“一候桐始华，二候田鼠化为鸽，三候虹始见。”意思就是说，清明时节先是白桐花开放，接着喜阴的田鼠不见了，全回到地下的洞中，接着气温回升，雨后的天空能见到彩虹。

从养生方面来讲，清明对亲人寄托哀思，有利于排解不良的情绪，防止坏情绪带给人的不良影响。当然，这只是清明养生中的一小部分。清明养生，更多的节令运动，比如踏青、放风筝、荡秋千、插柳等。

踏青，其实就是春游。清明之时，春回大地，自然界到处呈现一派生机勃勃的景象，正是郊游的大好时光。自唐代以来，文人雅士对此就多有描述。杜甫在《丽人行》一诗：“三月三日天气新，长安水边多丽人……”，描述了唐天宝十二年杨贵妃在都城踏青的盛况。宋代张先在《玉楼春》一词中也写道：“龙头舴艋吴儿竞，笋柱秋千游女并。芳洲拾翠暮忘归，秀野踏青来不定。行云去后遥山暝，已放笙歌池院静。中庭月色正清明，无数杨花过无影。”好一番踏青的盛景！

的确，清明前后，春光明媚，大地一派春意盎然，正是春游的大好

时光。此时，或合家出游，或情人相约，或友人相邀，到郊外田野阡陌，或是去山涧流溪叠岩，或是往坡岭树木丛中，呼吸新鲜空气，聆听松涛阵阵、鸟鸣声声，目睹桃红柳绿、百花缤纷。这时候，人的心情自然愉悦，荡涤肺腑污浊，还能陶冶情操，怡神益智，防病健身，对身体有好处。

在踏青的过程中，还可以挖一些野菜回家吃。可别小看野菜，可食野菜中大都含有比较丰富的蛋白质、脂肪、糖、维生素、纤维素和水分，而这些正是身体生长发育必需的物质。在有些野菜中，这些营养素的含量比家蔬还要高。而且许多野菜都是防治疾病的良药，如清热解毒的蒲公英、止痢消肿的马齿苋、利湿退黄的茵陈、凉血止血的刺脚芽、调经活血的鸡冠花等，均是人们熟悉的菜中良药。可以说，流行于民间的许多行之有效的单方、偏方、验方都是从野菜中“吃”出来的。在吃过了大鱼大肉之后，踏青的路上顺带采一些野菜回家尝尝鲜，还能起到健身的效果，何乐而不为呢？

清明时节，还有一种大家十分喜欢的户外活动——放风筝。放风筝的健身效果，比外出踏青更好。古人认为，“放风筝时，迎风顺气，拉线凝神，随风送病，有病皆去”，《红楼梦》中也有“放风筝是放晦气，林妹妹的病根都放出去了”的说法。放风筝作为一种健身康复疗法，古已有之。史书《续博物点》中说放风筝时“张口仰视，可以泄内热”，清代《燕京岁时记》中有“放之空中能清目”之说。

隆冬季节，久居室内的人们，气血郁结，精气封藏，积聚内热。春暖之时，是放风筝的佳机良时。来到空气清新的广场、郊野或海滨，伸开双臂放风筝。放风筝时要手牵引线，前后奔跑，有张有弛，使全身得到活动，促进血液循环，增大肺活量，还可使臂部和腿部的肌肉、骨骼得到锻炼。脑力劳动者及青少年，常看书写字，眼部易于疲劳，也易导致近视。利用春日的空闲，放放风筝。风筝在高空随风飘动，上下翻飞，左右摇曳，为使风筝保持稳定，大脑必须反应敏捷，正确判断，及时调整。不但可以让人们疲劳顿消，忧烦皆除，还可收到健脑益智之功。

节气养生锦囊

去肺火瑜伽运动：双手在背后十指交叉抓握，在背后伸展，充分地向后翻我们的手臂。紧接着让肩胛骨向后收紧，肩背收紧，同时呼气的时候俯身向前。让腰背伸直，注意整个背部和地面平行即可，随之手臂向后翻，目视地板。这样可以很好地扩张胸部，伸展肺经，我们会感觉到腿上、手臂上和肩背上都有一些轻微的拉伸感，这样非常有助于去除内热，清理经络。保持大概 3 ~5 个呼吸，然后逐渐起身。每天早晨做这样的练习，十分有助于清理肺火。

谷雨

——护肝脾，防湿邪，补益身体不长肉

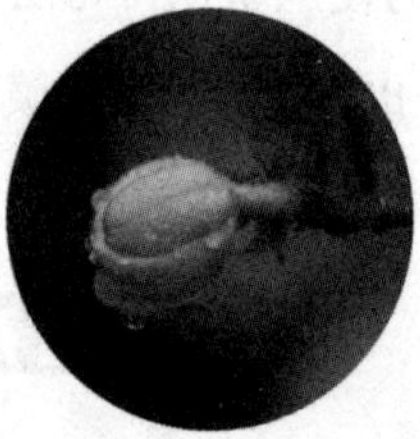

《木兰花慢》

——王恽

问东城春色，
正谷雨，
牡丹期。

养生细节提醒：

◎谷雨时节气温虽然以晴暖为主，但早、晚仍然时冷时热，所以，早出晚归的人注意增减衣物，避免受寒感冒。

◎过敏体质者应当少接触过敏源。花粉过敏者、过敏性鼻炎者、过敏性哮喘者，都应注意避免接触过敏源，出门的时候最好戴上口罩。回家后先用清水洗手、洗脸，出现过敏反应及时到医院就诊。

◎谷雨后空气湿度逐渐加大，养生应当注意祛湿，加强运动，增加排汗量。运动适当的物理方法排出体内的湿热之气。比如慢跑、登山等都是不错的促进人体排汗的方法。

1. 谷雨时节养脾气，补益身体在此时

《通纬·孝经援神契》上记载：“清明后十五日，斗指辰，为谷雨，三月中，言雨生百谷清净明洁也。”《群芳谱》中有云：“谷雨，谷得雨儿生也。”谷雨前后，天气比较暖和，降水量增加，利于作物的播种和生长，因此得名。

谷雨时节脾气旺盛，此时要注意早晚适当“捂”，饮食上少酸多甘，忌食冷腻食物，以养脾气。顺应天时调节不良情绪能舒畅肝经，此时应注意从以下四方面调节身体。

✻ 保持好心态，随性随自然

谷雨是春季的最后一个季节，很快这种不冷不热的舒适天气就会结束，进入到炎热的夏季。谷雨时节百花竞艳，一片生机盎然的景象。人的心态、精神也会随自然美景而变得积极。此时也应注意日常起居，遵循自然节气的变化进行调养。

风和丽日，鸟语花香，处在这样的自然环境中，会让人感觉很舒服。因为紧张工作而产生的疲劳感也会消散。此外，可以让人的心跳、呼吸放慢，让心肺得到充分的休息。有测定结果显示，在野外，每分钟心跳次数比在城市要减少 4 ~8 次，个别情况甚至能减少 14 ~18 次，呼吸可减少 2 ~3 次。

✻ 晨起一杯水，进补宜适当

谷雨时节已经是暮春，很多地方出现大风天气，人体水分容易流失，抵抗力随之下降，容易诱发或加重感冒，易出现常见慢性病，此时补水显得非常重要。早晨起床的时候喝一杯温开水，不但能补充身体代

谢失去的水分、洗涤已经排空的肠胃，而且能有效预防心脑血管疾病的发生。

此时适当补充优质蛋白质类食物和果蔬外，还可饮服一些绿豆汤、赤豆汤、酸梅汤等，以免体内积热。但是不宜进食羊肉、狗肉、辣椒、花椒、胡椒等辛热之品，防止热邪化火。

✽ 空气湿度大，防旧疾复发

谷雨过后，降水量增加，空气湿度增大。谷雨之后便是夏至，季节交替之时易诱发各种疾病，需格外注意防病。同时，谷雨节气后经常会有大风天气，容易影响人体的神经系统，让人感到紧张、烦躁，使得神经痛高发，如坐骨神经痛、三叉神经痛、肋间神经痛等。

✽ 谨防过敏症，增加活动量

由于天气已经转暖，谷雨时节是外出游玩的大好时节，此时人们的活动量增加，特别是北方地区，桃花和杏花相继开放，杨柳絮四处飞扬，过敏体质者很容易出现面部红肿、打喷嚏、流鼻涕等过敏症状，所以外出时应做好防护，比如戴口罩。适当锻炼身体，增强身体的抵抗力。

节气养生锦囊

荡秋千缓解腰痛：打个秋千不腰疼。荡秋千方法得当，不仅可以协调身体的平衡性，让腹部肌肉有节律地收缩、放松，在不知不觉中增加腰腹部力量。具体操作：双手握住绳子，手心相对，和胸同高，双臂自然弯曲，荡者可站到或坐到板上，由后上方向前摆时，屈膝下蹲，前摆过垂直部位时，双腿蹬板，同时逐渐向前送髋，挺腹。

2. 谷雨有香椿，美味又治病

民间有“三月八，吃椿芽儿”的说法。食椿又名“吃春”，谷雨前后香椿树萌发出嫩芽，此时的香椿醇香爽口。香椿历来深受人们的喜爱，有“树上青菜”之称，曾被列为“小八珍”之一。早在汉朝就已经遍布大江南北，它曾与荔枝一起作为贡品，深受皇上及宫廷贵人的喜爱。谷雨时节，正是吃香椿的好时候。这个时候的香椿，新芽初绽，泛着嫩绿，吃到嘴里清香四溢。正如清代美食家李渔所夸赞的那样：“菜能芬人齿颊者，香椿头也。”

除了口味清爽，香椿的营养价值也是不容忽视的。香椿还是一味防病治病的良药，蔬菜中不可多得的珍品。中医认为，香椿味辛、苦，性温，具有散寒、杀蛔虫、健胃理气、补肾固精、润肤等功效，《陆川本草》中说：“香椿健胃，止血，杀虫，治痢疾。”在谷雨时节吃一些香椿，既享受美味又有利于身体健康。

香椿做菜比较普遍，比如香椿炒鸡蛋、香椿拌豆腐等，都是常见美食。但是做汤极少，而香椿做汤也很美味。香椿与鸡蛋是永恒的配搭，香椿鸡蛋汤也是最直接的以香椿为主要食材的汤菜。在这里给大家推荐一道香椿木耳萝卜汤。这三样食材看似不搭调，实则相辅相成，营养与食疗兼得。

对于那些患有胃溃疡的患者来说，可以用香椿芽 250 克，搓碎后与红枣泥和匀，捏成 3 克左右的药丸，温开水送服，每次服 2 丸，每天 2 次。得了慢性肠炎或是痢疾的朋友，可以直接用鲜香椿适量，水煎服。

还可将香椿跟大蒜和食盐捣烂外敷，能够治疗痈疽、疔疮、疖疮之类的疾病，这在《唐本草》中就有记载，“（香椿）叶煮水，可以洗疮、疥、疽”。

不但香椿能防病治病，要是刚好附近有香椿树的话，弄点香椿皮，也能治病。香椿皮 25 克，石榴皮、红糖各 15 克，水煎服，每天 2 次，对痔疮便血有一定的疗效。

节气养生锦囊

按十宣调情志：十宣穴位于十个手指尖端的正中，左右共十个穴。宣即宣泄，刺激十宣穴能调节情志，怡神健脑。用拇指指甲反复重掐，至产生酸痛感为宜，刺激的总时间每次不能超过 5 分钟。

3. 谷雨时节怕长肉，教你怎么瘦身

谷雨是春季的最后一个节气，过了谷雨，马上就要到夏天了，很多女孩在这个节气变得焦虑，因为到了夏天衣服穿得比较少，正是展露身材的大好时机，可自己却是一身的赘肉，那么怎么做才能健康减肥，开开心心度过春天，迎接夏天呢？

✲ 按摩胃经调肠胃又减肥

胃经走行在我们大腿正前侧，它是一条多气多血的经络，因此被人称为“长寿经”。谷雨时节胃经气血最为旺盛，此时敲打和揉搓腿部胃经能让瘦弱的人变得丰盈，让肥胖的人体重新恢复到正常状态。

胃经按摩的方法很简单：保持端坐的姿势，双手掌心向下，平放到大腿上，之后右手握举，用力敲打大腿，左手来回用力搓。之后赶快换

成左手敲，右手搓。习惯之后逐渐加快速度，反复进行即可。

此套手法不但能让人头脑变得灵活，还能调节肠胃、减肥，可谓一举多得，长期坚持能提高全身的协调性。

❋ 简单小动作，赶走“蝴蝶袖”

谷雨时节减肥，最常遇到的一个问题可能就是女生们的“蝴蝶袖”，也就是在腋下上臂这一块的脂肪比较多。其实只要掌握以下两个瑜伽动作，就能轻松赶走“蝴蝶袖”。

动作一：经常去做手臂的对侧拉伸，把左手伸直向右侧伸，右手肘关节弯曲，来撑住左手臂，使它靠近我们的身体，这样就能很好地对自己身体这一侧的经络进行拉伸，这是第一个动作。每一侧可以保持大概半分钟到1分钟的时间，坚持一会儿，会逐渐感觉到手臂有拉伸感，有发热的感觉，这是一个非常好的现象。然后我们换另一只手去做同样的拉伸，保持大概1分钟左右。

动作二：抓背手动作，这个动作可以强化拉伸手臂根部的一些经络，促进此处的脂肪代谢。首先我们可以让左手伸直向上，肘关节弯曲向后扶颈椎，右手打开，向后弯曲向上，贴靠在背部的位置，当我们做这样的练习时，可以让我们的双手尽量抓握在一起。

这两个瑜伽动作能很好地消减普遍困扰女生的“蝴蝶袖”问题。闲暇时间坚持练习，一定可以看出效果。

❋ 门闩式运动，赶走腰部脂肪

女性腰部的曲线直接影响到身材的美观，所以建议大家在夏天到来之前去做个瑜伽动作，叫作门闩式，它可以很好地消减体侧的赘肉，让身体两侧呈现出曲线的美感。

具体操作方法：跪立到毯子上，把重心放在一条腿上，另一条腿伸直，脚尖向外展。比如我们的右脚脚尖向外展，把腰背伸直，双手平展看右手，右手带着身体向远处然后逐渐地放下来，右手自然地落在右小腿上就可以，左手肘关节弯曲向后托颈椎，面部扭转向天花板。

练习此动作的过程中，能感觉到腰侧有非常强的拉伸感，能消减身体两侧的赘肉，起到美化腰部曲线的作用。

✻ 瘦腿，按摩＋运动

女生到了夏天要穿短裤、短裙，露出腿来，可见优美的腿型是多么重要。瘦腿主要涉及两个方面——大腿和小腿。

从养生的角度来看，每个人脂肪堆积的区域是不一样的。有的人大腿外侧的脂肪比较多，脂肪都沉积在大腿的外侧并向下沉积，也就是经络里面讲的胆经的位置。所以凡是脂肪堆积在大腿外侧的朋友们，就可以双手握拳去敲打外侧的胆经，就是在外裤线的位置，双手用力地去敲打。如果想对点地去找，我们要认识一个叫作风市穴的穴位，风市穴位于胆经上，双手紧贴着我们的身体，身体直立，中指指尖点到的位置就是风市穴，这个穴位有助于消减大腿的赘肉和脂肪。坐在办公室的椅子上，可以双手半握拳稍微用力敲打风市穴，能舒畅胆经、消减内在赘肉，起到瘦大腿的作用。大腿前侧也是容易堆积脂肪的地方，没事敲打一下大腿前侧的胃经，也能起到消减的作用。

减大腿的瑜伽动作——骑马式：晚上睡觉之前做此动作，一能瘦腿，二能缓解工作一天带来的下肢疲劳，消减腿部水肿。找一个垫子或直接在床上，床面不要太软。跪立在垫子上，一条腿向前迈出去，注意前面的膝盖，将大腿小腿弯曲成 90°，后面的腿向下压，双手扶在膝关节上，髋部往下沉，这个动作能拉伸腿部韧带经络，起到消减大腿赘肉的效果。

✲ 蛇伸展式——消除背部赘肉

说起局部的减肥，我们的上背部也容易长赘肉，如果发现自己肩背有点厚，这样穿吊带装就不是太美观，可以尝试蛇伸展式的瑜伽动作，能很好地消减上背部赘肉，同时缓解我们的颈肩疲劳。

蛇伸展式：俯卧，前额贴地，两臂在体侧，掌心向上。双脚可并拢也可与胯同宽的分开，脚趾朝后；彻底地呼气，吸气时慢慢地抬起头、胸，在舒适的范围内尽量抬高。在这个过程中，要紧收臀部，并下压髋部。两臂留在体侧，放松手臂。目视前方或往下看；呼气时，慢慢地放下身体，从胸部到前额依次着地。放松臀部、四肢和肩。重复做 2 ~ 4 次。头部转向一侧，放松整个身体。

节气养生锦囊

腹部旋转运动促消化：加快肠胃消化系统的代谢，有调节血脂的作用。具体操作：腰部柔和地旋转起来，可以很好地按摩整个腹部脏腑，特别是肠胃消化系统。左右各旋转 50 圈，让自己的髋部向左侧推，髋部向左侧推的同时面部向左侧转，保持 3 个呼吸，然后髋部向右侧推，面部向右侧退，保持 3 ~ 5 个呼吸后收回。重复上述操作。

4. 暮春风邪盛，风热感冒最易发

“清明断雪，谷雨断霜。”气象专家表示，谷雨是春季最后一个节气，谷雨节气的到来意味着寒潮天气基本结束，气温回升加快。民间有句俗语“谷雨寒死老鼠”，指的就是谷雨时节天气忽冷忽热，很容易患感冒。

感冒，是一件再普通不过的事情了。有的人可能一生平平安安不会生什么大病，但是感冒，可以说是每个人都会经历很多次的。所以大家对感冒这件事情司空见惯了，处理起来也是大同小异，平常买点感冒药放在家里，家里有谁感冒了，就按照自己出现的症状在准备好的药物中找一些来吃。但实际上，这却是西医治标不治本的做法，并不值得提倡。

中医讲，即使是普通感冒，因其成因不同，类型不同，治疗的方法也是不同的。在中医里，普通感冒主要分为风寒、风热、暑湿三种类型。我们在冬天得了感冒，多是风寒感冒；夏天多暑湿感冒，而在春暖之时，却大多是风热感冒。

风热感冒，春季更为多见。风为春季主气，气候转温，风与温热之邪多相兼致病。所以风热感冒，多发生于春季。特别是精血津液虚及阴虚体质之人，最易感受风热之邪。春季气候突变，寒暖失调，风热之邪乘机侵入人体，袭肺犯卫，卫阳被遏，营卫失和所引起。正邪相争，多见发热重、恶寒轻或汗出不畅表卫之证。往往发热重，但怕冷怕风不明显；鼻子堵塞，但流鼻涕；咳嗽声重，或有黏稠黄痰；头痛，口渴喜饮，大便干，小便黄。用老中医总结出来的症状来说，那就是“三黄”：黄稠鼻涕、黄稠痰液、舌苔发黄。

很多人一感冒，就把生姜红糖水这一老祖宗传下来的治疗感冒的法子搬出来了。的确，要是得了风寒感冒，喝点儿姜糖水，辛温发汗，对感冒的早日治愈很有好处。殊不知，风热感冒是不能用姜糖水来治疗的。生姜属于辛温的药物，只会助长热势，使病情向坏的方向发展。

风热感冒是由于风与热相合而形成的，要治疗这种感冒，则需要驱逐热邪，将表层的热邪化掉，中医称之为辛凉解表。要达到这样的功效，薄荷、菊花都是很好的，熬点菊花粥、薄荷粥，或是喝点菊花茶、薄荷茶，对治疗风热感冒都很有好处。

牛蒡是谷雨的时令蔬菜，用牛蒡根熬粥来对付风热感冒，也能收到很好的效果。取牛蒡根、粳米各 50 克，将粳米单独熬粥，同时将牛蒡根洗干净，放入锅中加适量的水，大火烧开后继续煎煮 5 分钟，去渣取汁。等到粥好了以后，直接将牛蒡根汁倒入粥中混合在一起，再加入适量的白砂糖调味即可。

提及牛蒡，很多人可能不知道它到底是什么，但如果要说它的另外一个名字，或许都会恍然大悟。其实牛蒡根也就是人们平常所说的“东洋参”。牛蒡根在古今中外都是备受欢迎的，它在日本一直就有“蔬菜之王”的美誉。日本药草研究家东城百合子在她的《药草的自然疗法》一书中谈到，牛蒡是病弱的人所不可缺少的优良蔬菜。美国著名的保健专家艾尔·敏德尔博士在《抗衰老圣典》中将牛蒡形容为“是一种可以帮助人体维持良好工作状态的温和营养药草，牛蒡可日食而无任何副作用，且对体内系统的平衡具有复原功效”。《名医别录》称牛蒡“久服轻身耐老”，《本草经疏》中把牛蒡看成是“散风除热解毒三要药”，李时珍的《本草纲目》中更是赞赏牛蒡“通十二经脉，除五脏恶气”。可见，牛蒡具有疏风、散热、解毒的功效，用来治疗风热感冒是再好不过的。

不管怎么样，不要忽视感冒，微小的疾病拖久了也会变成大病，所谓“千里之堤毁于蚁穴”，讲的就是这个道理。也不要乱用药，虽然治病用药是必需的，但是如果用药没有对症，只会适得其反。

节气养生锦囊

风热感冒就找大椎：首选大椎穴（大椎穴位于第7颈椎棘突下凹陷中，低头后颈最突出的脊椎突就是第七脊椎突），以食指和中指或其中一指着力于穴位上，做轻柔缓和的环旋转动。不拘时间，一天做1～2次即可。大椎穴这个穴位非常重要，是“诸阳之会”，阳气非常足。很多人认为，大椎穴仅仅是用来补阳气的，那就大错特错了。大椎穴还有一个显著的作用就是泻热，感冒发热时找它是准没错的。

立夏

——多酸、多苦重养心，固护阳气身体好

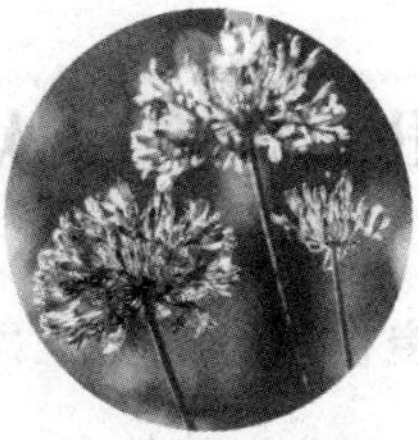

《幽居初夏》

——陆游

湖山胜处放翁家，
槐柳阴中野径斜。
水满有时观下鹭，
草深无处不鸣蛙。

养生细节提醒：

◎“汗为心之液”，一旦患外感不能轻易运用发汗药剂，防止多汗伤心。

◎老年人应当注意避免气滞血瘀，防止心脏病发作。清晨起床可以吃少量葱白，晚餐时饮少量红酒，都有助于畅通气血。

◎学会养“心”，开阔胸襟，是恬静快乐的根本，千万不可暴喜伤心。

◎如果每天早上起床后感觉嗓子、鼻子发干，则说明室内要空气湿度不够。

◎从冰箱里拿出来的食物不能立刻就吃，要放一会儿再吃，而且不宜吃太多。尤其是老年人、儿童、消化不良者、慢性胃炎患者更要注意，防止刺激肠胃而诱发胃痛、腹泻等。

◎适当午休，午休时间以半小时为宜，时间过长反而会让人感觉没精神。对于不能午休的上班族而言，也应当闭目养神几分钟。

1. 夏养阳，少吃冷饮多晒太阳

在古代，立夏被人们称之为“孟夏”，即夏天的开始。《月令七十二候集解》中说：“立，建始也，夏，假也，物至此时皆假大也。”立夏到来，也就标志着夏天的开始，万物进入一个“长”的状态。比如农谚中就讲“立夏三天遍地锄”，这时杂草生长很快，“一天不锄草，三天锄不了”。

《莲生八戕》中有记载：“孟夏之日，天地始交，万物并秀。”此时夏收作物进入生长后期，冬小麦扬花灌浆，油菜将要成熟，夏收作物年景已基本形成定局。这时开始忙着栽插水稻与进行其他春播作物的管理，因此农谚有“立夏看夏”的说法。我国古代非常重视立夏节气，古代的君王们也会在夏季初始的日子去城外迎夏，迎夏的日子即为立夏日。

到了夏季，阳气通过春季的生发，成为一年中阳气最旺盛的季节。按照顺时养生的要求，应该把握住大好时机，进行阳气的养护。特别是阳虚体质的人，更要借助这一季节的阳气来平衡五脏的阴阳。

✲ 少吃冷饮，避免阳气耗伤

夏季天气非常炎热，很多人都受不了酷暑，很可能由于贪图凉快而使阳气耗伤。日常的生活不宜过于寒凉，不要经常在夜晚露宿，不能在潮湿阴凉的地方睡觉，不要吃太多的冰冷食物。因为冰冷食物有较重的寒气，吃得太多会导致寒气困阳，要是阳气被寒气所困，就容易引起不出汗、不思饮食、头晕乏力等症状。

✲ 选对时段，夏季也能晒太阳

阳光可以源源不断地提供给大地万物能量。夏季的 9～10 点之间，阳光最适合养阳，而且不会晒伤皮肤，也不会导致中暑，是补阳的好时机。此外。此时的空气质量非常好，是绿色植物进行光合作用、释放新鲜氧气的时间，面朝太阳做有氧呼吸可以收集外界的阳气，补益人体之阳气。

✲ 增酸减苦，补肾助肝重养心

“立夏”的“夏”为“大”之意，指的是春天播种的植物已经直立长大了。立夏节气的到来意味着春天即将过去，夏天即将到来。人们习惯上把立夏看作炎暑将临，雷雨增多，温度显著升高，农作物生长旺盛的一个重要节气。立夏时肝气逐渐变弱，心气逐渐增强，这时候的饮食应该增酸减苦，补肾助肝。保持胃肠功能正常发挥作用，避免暑热侵袭是夏季养生的重要环节。

立夏后阳气上升，天气渐渐升温，经常吃油腻或容易上火的食物，会导致身体内、外皆热，从而产生痤疮、口腔溃疡、便秘等上火病症。为了避免这个季节脾胃功能紊乱，饮食上应该清淡、多补水，多吃一些容易消化、富含维生素的食物。

除此之外，由于夏季气温升高，人容易变得焦躁易怒、烦躁不安，免疫功能也会下降，容易出现由生气、发火而导致的心律失常、心肌缺血、血压升高等情况，所以夏季养生最重要的是养心。

节气养生锦囊

按揉巨阙养心安神：用食指指腹对巨阙穴进行按揉，时间为 2～3 分钟。经常对此穴进行按摩，能够调节心脏功能，起到养心安神的作用。

2. 夏养心，立夏保持好心情

随着季节的转变，人体的各方面也有所转变。从这一天后，气温逐渐升高，天逐渐热了起来，所以中医学以五行中的“火”来概括夏季气候特点。在人体的五脏之中，火应心。而且到了夏天，人体的阳气逐渐旺盛起来。中医讲，“心为阳中之太阳，通于夏气”。诸如“夏气”“太阳”“阳中之阳”之类，都是指心脏中存在着一种阳热之气，也就是“火”。这种具有火热性质的阳气，能够维持人体的生理功能，如血液的循环、脾胃的运化、肾水的温煦等。

正因为夏季属火，又因火气通于心、火性为阳，所以夏季的炎热最易干扰心神，让心跳加快，加重心的负担，诱发“心”病。《黄帝内经》中就说：“夏三月，此谓蕃秀，天地气交，万物华实，夜卧早起，无厌于日，使志无怒，使华英成秀，使气得泄，若所爱在外，此夏气之应，养长之道也。逆之则伤心，秋为痎疟，奉收者少，冬至重病。”夏季染病，大多当即发作，这就是所谓的“六月债，还得快”。但有的会潜伏到秋冬季才发作，那就严重了。所以，夏季养生，重在养心。

说到养心，静养当先，“心静自然凉”，静则生阴，只有阴阳协调，才能保养心脏。静养心，不单单指人保持安静的状态，而是要做到心静。当然，要做到心静，人的外在安静也是有必要的，因为几乎没有人能在喧闹的大街上与人夸夸其谈时，还是心静的。

所以，要想静心，首先要调整自己的身体状态。要进入安静状态，一方面要调整姿势。最好的姿势就是盘坐，平躺着也可以，但一定要是放松的姿势。当自己的身体完全放松下来时，头脑、心灵也才会随之安静下来。在嘴里念“安静”“自然”之类的词，间隔尽量长。念的时候，注意头脑里要出现自己所念的字词的形状或者声音，再慢慢地转变成默念，字之间的间隔进一步拉长，从而让思想进入一种虚无的状态。

另一方面，就是练习“呵”字吐纳功，可以使人心平气静，起到养心的作用。“药圣”孙思邈在《孙真人卫生歌》中提到“夏至呵心火自闲”。金元之际著名道士邱处机的《摄生消息论》中也有“心气当呵以疏之”的言论。

首先，要学会站立，头正颈直，含胸收腹，直腰拔背，将两脚分开与肩同宽，两膝微屈，两眼微开，平视前方。两手肘微屈，两腋虚空，两手掌轻靠于大腿外侧。待身体放松、呼吸调顺后，两手虚握拳，缓缓上提至胸肋部，在胸前用力向内相向击打，但并不相碰。到胸正中线位置，再收拳回到身体两侧。

其次，手掌自然伸展。上半身稍微向右侧转动，仰头缓缓深吸一口气，尽量使气吸到腹部。右手向上托起用力，左手心向下用力，低头缓缓吐气，用力念“呵”字。念时口自然张开，舌顶下腭，感觉到腹肌用力，发声时注意将气全部吐出，不可间断。就这样一共做 6 次，左右手上举和下按的动作、身体左转和右转也交替进行。这样坚持锻炼一段时间，对养心非常有帮助。

在日常生活中，也要注意清心寡欲，遇到什么事也能做到心平气和。古语说，“打扫心地，于静中养出端倪”，即是要人们摒除一切杂念，于静中养出一种模样、一个风度、一个气象，不落凡俗，直超圣域。在熙熙攘攘的红尘之中，能保持一颗安静的心，清醒地思考众人的盲目，理智地把握自己的人生，这就叫“从静中观物动，自闲里看人忙”。少一分贪念，就会少一分心烦，不去计较太多，尤其不能大喜大悲。

中医有过“喜伤心”之说，这里的“喜”其实说的是大喜，是过分的高兴、兴奋。心藏神，正常的喜乐，会使人精神愉快，心气舒畅。若狂喜极乐，会使心气弛缓，精神涣散，而产生喜笑不休、心悸、失眠等症。《黄帝内经·灵枢》里有“喜乐者，神惮散而不藏”“喜则气缓”之说。也就是说，喜乐过极会损伤心神，还会散气，严重的甚至发疯，“范进中举”的故事就是如此。

节气养生锦囊

睡眠充足心情好：《黄帝内经》中明确指出，夏季养生应“夜卧早起，无厌于日”“使气得泄”，根据这一季节特点，夏天要晚睡早起，保证足够的睡眠。睡眠不足，心情也会变得急躁。经常作息颠倒或长期熬夜的人，通常情绪也不稳定。因为夜间11时至凌晨1时是脏腑气血回流的时间，此时，血回流到肝脏准备储存精气（能量），如果不睡，能量无法贮藏，就会导致肝盛阴虚，阴阳失和。虽然夏天昼长夜短，但还是要保证充足的睡眠，特别是午间小睡一会，就可以避免午后倦怠。

3. 立夏野菜香，调口味还防病

《礼记·月令》中这样解释立夏：“蝼蝈鸣，蚯蚓出，王瓜生，苦菜秀。”立夏到来，土壤里的蝼蝈开始鸣叫了，蚯蚓也出来了，王瓜也开始长出来了。在这样的季节里，田野间的野菜也疯长出来了。田埂边的鱼腥草、车前草、马齿苋、苜蓿、野茼蒿、佛耳草等，也争相出土，日日攀长。

在古代，野菜很受人们欢迎。在诗句中，也常常见到野菜的身影。白居易以“终日一蔬食”来描写自己经常吃野菜；同为唐代诗人的李峤赞美野菜味是“仙杯还泛菊，宝馔宜调兰”；陆游也喜欢吃野菜，还写了“道边多野菜，小摘助晨烹”这样的诗句。《影梅庵记》中记载，金陵名妓董小宛善于腌制野菜，黄者如蜡、绿者如翠，味道鲜美，营养丰富。

在夏季的诸多野菜中，先来说说鱼腥草。鱼腥草又叫折耳根，性味辛寒，入肺、肝经，有清热解毒、行水消肿、利尿通淋、祛瘀生新之功，为中医临床治疗肺痈的要药。《本草纲目》说它能“散热毒痈肿，疮痔脱肛”，另外，鱼腥草还对肺炎、支气管炎、疮疖、带下、中暑、肠炎等疾病有较好的治疗效果，应季时吃一些对身体是很有好处的。对于那些得了痔疮的朋友，也不要为此事尴尬。采些鱼腥草，洗净后挤汁，和着少量白酒服下，再用鱼腥草煎汤，熏洗肛门。这样连续用几次，痔疮就会有明显好转。

要是顽固性咳嗽，可以用鱼腥草炖雪梨辅助治疗。取鱼腥草 100 克，雪梨 250 克，白糖适量。将雪梨和鱼腥草洗净、晾干，然后将雪梨去核切成小块。先将切好的鱼腥草放入锅内煮沸，用纱布将药液过滤、去渣，再将过滤后的药液重新放入锅内，同时加入切好的雪梨，用小火将雪梨块完全煮烂，煮好以后调入白糖食用即可，每天早晚服用。

车前草也是一种常见的野菜。别看车前草其貌不扬，其实大有来头。在《诗经》中有描写车前草的诗句：“采采芣苡、薄言采之；采采芣苡、薄言有之。”这里的“芣苡”就是车前草。采来吃，先用沸水焯一下，再用清水泡几小时捞出，炒食或做汤或是熬粥都可以。

马齿苋清热利湿、散血消肿、凉血止血，立夏时节采点来煮粥，有一定的药用价值。唐朝孟诜的《食疗本草》中就有马齿苋“煮粥，止痢及疳痢，治腹痛”的记载。

苜蓿能够防出血，一切出血症候，如鼻血、龈血、吐血、咯血、便血、肛门出血等都可以找它，有胃热的朋友吃了也很有好处。

茼蒿自古以来就作为药用，唐代孙思邈《千金·食治》说它可以“安心气，养脾胃，消痰饮，利肠胃”。鲜茼蒿煮水代茶饮，可以治咳嗽痰浓；鲜茼蒿捣汁冲开水慢饮，可治疗高血压、头昏脑涨；烦热头晕、睡眠不安，则可用鲜茼蒿与菊花脑煎汤饮服。

佛耳草能“大温肺气，止寒嗽，散痰气，解风寒寒热，亦止泄泻”，川北旺苍人在立夏时喜欢将其做成塌饼。佛耳草采回来之后放在太阳下晒一晒，再用沸水一焯，放上糯米粉、麦芽粉，糊好后做成团子，投进油锅塌扁煎熟，立夏塌饼便做成了。

当然，一些有毒的野菜就不能吃了，比如野芹菜、野胡萝卜、野生地、苍耳、曼陀罗、毛茛、天南星、红心灰菜、牛舌棵子、石蒜等，都绝对不能食用。采野菜也要注意生长的环境，在城市空地生长的野菜大多被污染，尽量不要采摘，到郊外采是最好的。

节气养生锦囊

莲心配甘草——泻火除烦：准备莲子心2克，生甘草3克，一同放到干净的杯子中，倒入适量开水冲泡，代茶饮用，每天数次。中医典籍上有记载，甘草能除大热，补脾胃不足，大泻心火。莲子心和甘草同用，直泻心火，能除烦躁，确保睡眠安稳。

4. 莫穿紧身衣，莫晒当头日

立夏之后气温逐渐升高，运动量稍微大点就会大量出汗。出汗的时候，大部分汗液来不及蒸发，就会滞留在皮肤表面，还有一部分被贴身内衣吸附。所以，立夏时节要选择麻、丝、棉织品等有良好的透气性、吸湿性、排湿性、散热性的内衣面料。忌穿涤纶、化纤等材料制成的内衣，因为此类材料制成的内衣透气性和吸湿性都相对较差，稍微出汗，内衣就会发黏，热量不容易散发，产生闷热、潮湿的内环境。随着湿度的增加，局部微生物迅速繁殖，汗液里的尿素被分解成氨，散发出难闻的汗臭味；维生素产物也会刺激皮肤，容易诱发痱子、皮炎等。

所以，从立夏开始，一定要勤换衣物，而且清洗干净之后要放到阳光下晾晒。如今，很多年轻女性喜欢穿紧身牛仔裤，岂不知这样穿会增加妇科疾病的发生概率。女性的阴道分泌物是一种酸性液体，能让外阴保持湿润，有防止细菌侵入、杀灭细菌的作用。如果裤子穿得太紧，不利于湿气散发，长时间处在过热、过湿的环境中，给细菌的繁殖创造了机会，易诱发阴道炎症、瘙痒，甚至诱发泌尿系统感染。所以，内裤一定要选择宽松、舒适、棉质的。

立夏时节室内有必要采取一定的遮阳措施，设法减少或避免部分热源和光照。可以选择浅色的窗帘，遮阳的同时确保室内明亮。条件允许的话，可以调整影响室内通风的家具。白天室外温度高，如果太阳光比较强的话，可以从上午 9 点到下午 6 点关好门窗，拉上浅色窗帘。此外，入夏之后居室内要加强消毒。夏季气温较高，病菌繁殖得比较快，易诱发痢疾、伤寒、霍乱等肠道传染病，所以居室内要经常消毒。

外出的时候要涂上防晒霜，戴上遮阳伞，穿好防晒衣，以防皮肤被紫外线晒伤。另外，适当吃些时令果蔬，以补充各种维生素。

节气养生锦囊

立夏吃蛋能补心：在我国的传统习俗中，到了立夏这天，孩子们就会聚在一起，摘下脖子上装在丝袋中的熟鸡蛋相互撞击，这些丝袋是母亲用五色彩线编织而成的，把鸡蛋装在里面，挂在孩子们胸前，意在保佑他们生龙活虎。还有的孩子将手里的蛋涂成红色，互相以蛋敲蛋，不破为赢，输了的要立刻将鸡蛋剥开吃掉。其实，立夏吃鸡蛋主要有两点原因：一是因为此时蛋类食品多；二是立夏吃鸡蛋能补心。

小满

——『未病先防』好养生，防寒、清热依体质

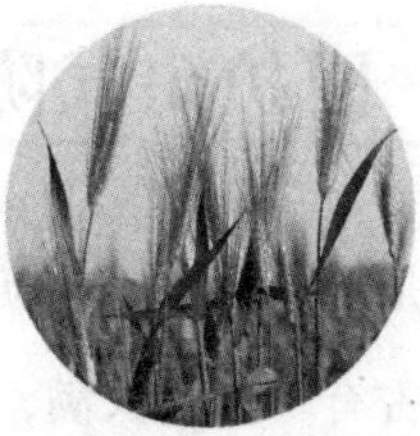

《归田园四时乐春夏二首　（其二）》

——欧阳修

野棠梨密啼晚莺，
海石榴红啭山鸟。
田家此乐知者谁？
我独知之归不早。

养生细节提醒：

◎小满时节雨水量增多，降雨后气温下降明显，晚上睡觉的时候要做好保暖，防止感冒着凉。

◎顺应夏季阴消阳长的规律，早起晚睡，但是要确保睡眠时间充足，让精力更加充沛。

◎调整好自己的心情，保持精神安定、心情舒畅，防止情绪剧烈波动而引发高血压等心脑血管疾病。可以通过下棋、书法、种花等“静养”的方式来怡养性情。

◎积极参加晨练，可以散步、慢跑、打太极拳等，不宜做过于剧烈的运动，以免大汗淋漓，伤阴伤阳。运动过后，适当喝点温白开水。

1. 小满，固护阳气防病邪

小满的含义是夏熟作物的籽粒开始灌浆饱满，但还未成熟，只是小满，还未大满。古有“大落大满，小落小满”之谚语。“落”是下雨的意思，雨水愈丰沛，将来愈是大丰收。此节气雨水充沛，光照充足，温度适宜，对小麦灌浆和春播作物生长有利。但有些年份降水少，干热风频繁，对作物生长尤其是对小麦灌浆危害很大，有时大风伴有雷雨。

小满三候是：“一候苦菜秀；二候靡草死；三候麦秋至。”意思是说，在小满节气中，先是可以看到苦菜已经枝叶繁茂，并且可以采食了，接着是喜阴的一些枝条细软的草类在强烈的阳光下开始枯死，然后麦子就成熟了，可以开始收割了。

中医认为，疾病的发生关系着正气和邪气两个方面的因素，邪气是导致疾病发生的重要条件，正气不足则是疾病发生的内在原因与根据，是外界致病因素在特殊情况下的主导作用。所以，“治未病”要从增强机体正气、防止病邪入侵这两方面着手。

小满是皮肤病的高发期，按未病先防的养生观，应当格外注意防治风疹。《金匮要略》上有记载：“邪气中经，则身痒而瘾诊。”古代医家早就对此病有所认识。风疹的发生，可能和郁肌肤，复感风热或风寒，与湿相搏，郁在肌肤皮毛腠理之间而发病；肠胃积热，复感风邪，内不得疏泄，补不得透达，郁于皮毛腠理之间而致；与身体素质有关，吃鱼、虾、蟹等食物过敏导致脾胃不和，蕴湿生热，郁于肌肤发为本病。

除了手掌和脚底，风疹可发生在身体的各个部位。风疹通常发病迅速，皮肤上会突然出现大小不等的皮疹，或成块成片，或呈丘疹样，此起彼伏，疏密不一，而且随着皮肤异常瘙痒，症状会随着气候冷热而减轻或加剧。了解发病机制后，就可以有针对性地进行防治。治疗上以疏风祛湿、倾泻血热为原则。

✲ 固护阳气，增强体质

小满时节阳气不断上升，但还没有达到鼎盛时期，此时对阴阳变化的反应会因人而异。比如，冬天阳气潜藏比较好的人会表现出心中不躁，喜欢吃热性和温性的食物；冬天阳气潜藏不好的人会表现出面红头晕、心情烦躁，为阴不制阳、浮阳外越的现象。此时，不宜吃热性和温性食物，可以适当吃些平性、凉性的食物。

✲ 睡眠＋运动＝养阳气

小满节气，起居活动也一定要与自然规律相协调。进行多样的户外活动，与自然万物同气相求。通过运动使自己与自然相融，用运动的阳气使健康的身体得以充实，能够提升清气，使浊水下泻。在睡眠方面，应该天亮就起床，天黑就睡觉；不要害怕天气炎热，此时反而应该多做户外活动，多接触日照，充实身体，以化肝阳，使人平和；多做运动，是保健以及与夏天相和谐的正确方法。若缺乏运动，夏天没有得到充足的阳气，身体就会因为热量的储存不够而怕冷，到了秋天，体内缺乏阳气，冬天就容易患病。

节气养生锦囊

小满时节饮食要清利湿热：多吃有清利湿热功效的食物，如黄花菜、薏苡仁、黄瓜、赤小豆、鸭肉等。不要吃肥腻辛辣、性属温热的食物以及油煎熏烤的食物，如辣椒、胡椒、芥末、生姜、生蒜、生葱等，避免体内邪火旺盛。

2. 小满养生，以“清”为主

每年公历5月21日左右为小满，处于太阳黄经60°。小满时节气温明显升高，如果此时贪凉卧睡，很容易诱发风湿症、温性皮肤病等。小满时节的养生注重的就是“未病先防”。即在疾病没有发生之前做好各种预防工作，进而防止疾病的发生。未病先防的养生仍然强调天人相应的整体观念。

从中医的角度来说，任何自然环境息息相关，而且提出人类一定要掌握自然规律，适应自然界变化，保持体内和体外环境的协调，进而防病保健。

小满时节的特点是“热”，故以“凉”克之，“燥”以“清”驱之。因此，夏季养生的关键在于“清”，所以要做到以下四方面。

✲ 思想宜清静

盛夏酷暑炎热，人们容易闷热不安和困倦烦躁。所以，首先要使自己的思想平静下来，神清气和，心静自然凉。

✲ 饮食宜清淡

炎夏的饮食应以清淡、质软，易于消化为主，少吃高脂厚味及辛辣上火之物。清淡饮食能清热、防暑、敛汗、补液，还能增进食欲。多吃新鲜蔬菜瓜果，既可满足所需营养，又可预防中暑。主食以稀为宜，如绿豆粥、莲子粥、荷叶粥等。可适当饮些清凉饮料，如酸梅汤、菊花茶等。但是，冷饮要适度，不可偏嗜寒凉之品，否则会伤阴而损身。另外，适当吃些醋，既能生津开胃，又能抑制、杀灭病菌，预防胃肠道疾病。

✲ 住房宜清凉

早晚室内气温低，应将门窗打开，通风换气。中午，室外气温高于室内，必须紧闭门窗，拉好窗帘，或再加上一层薄纱，拒热于室外。这样，阴凉的室内环境，会使人心静神安，午睡、休息就会舒服一些。

✲ 游乐宜清幽

炎夏不可远途跋涉，应该就近寻幽。早晨，曙光初照，空气清新，可到草木繁茂的园林散步锻炼，吐故纳新。傍晚，当太阳下山之后，可漫步徜徉于江边、湖畔，那习习的凉风，会使你心静似水，消除一天的疲劳。

节气养生锦囊

小满防病选“三花”：小满时节，天气很热，夏季易患疾病频频出现，此时可以通过“三花”来解决。金银花：性寒味甘，是清热解毒的圣药。现代医学研究证实，金银花有较强的广谱抗菌作用，广泛用于风热感冒、咽喉疼痛、口糜目赤以及外科皮肤疮疡、丹毒等症，在酷暑炎夏，金银花可清热、降温、解暑，并对预防夏季小儿痱毒疖肿等病症有良好作用。菊花：菊花性微寒，味辛、甘、苦，具有疏风清热、解毒、清肝明目的功效。现代药理研究证实，菊花还有明显的解热、降血压作用，可治疗感冒头痛及肝火上扰引起的目赤肿痛，暑日用菊花能解暑，治头晕眼花、昏厥中暑等症。蔷薇花：性味甘凉，除了可用于治疗口腔炎、疟疾等疾病外，还有清暑和胃的功效，夏天代茶饮能生津止渴，清热除烦。

3. 夏天水果种类多，寒热有别挑着吃

夏季是吃水果的大好季节，小满来临，各种各样的水果也都陆续上市了。这个时候天气逐渐炎热起来，人们也愿意多吃水果，有的人甚至一整天不吃饭，只吃水果。水果虽然美味，可是很多人一不注意就吃出了问题，是因为水果也不能“乱吃”。

我们在享受水果带来的味觉盛筵和丰富的营养之前，必须要考虑某种水果是否适合自己吃。否则，就会适得其反。那么，衡量的条件是什么呢？那就是“寒热”。“寒热”既包含每个人体质的寒热，也包括水果性质的寒热。

首先，要分清自己身体的寒热。怎么分辨呢？很简单，只要出现“形寒、肢冷、背凉”，那么这个人就一定是寒性体质。

所谓“形寒”，是指从外表看去，总是比别人穿得厚一些。比如，已经春暖花开即将入夏了，却把自己裹得严严实实的，总是一副冷飕飕的样子；才到深秋季节，这些人就已经开始里三层外三层地穿衣服了。这些都是“形寒”的表现，是判断寒性体质很重要的标准之一。

所谓“肢冷”，也就是四肢发凉。冬天里，即使是待在还算暖和的地方，寒性体质的人双手都是冰凉的，要是跟别人握手，要先搓一搓手。而且双脚更是整天冰凉，除非晚上泡了脚，不然脚在被窝里捂到半夜还是凉的，从一定程度上影响了睡眠。

所谓“背冷”，就是指体质寒凉的人背上总是凉飕飕的。在夏天屋子里开空调时，这样的人总是喊冷，外面还会披上一件衣服。

那么，如何辨别热性体质呢？热性体质主要有两大特征，归结起来

就是“五心烦热，潮热盗汗”。

“五心”，指双手心、双脚心，再加上心口。这几处即使是在寒冷的环境里，也总是热烘烘的，大冬天还手足心发热，甚至出汗，心口燥热不舒服。

“潮热”，就是身体像潮水一样发热。潮水有什么样的特点？来一阵退一阵。身体发热来了，必须马上找个凉快的地儿，可这一阵一过，马上就得多披上一件衣服。

“盗汗”，是指晚上睡着以后，周身流汗。一醒来汗水就马上停止，但是明显感觉前额、脖子、背上黏糊糊的，严重的时候甚至会浸湿衣服。

以上就是寒热体质的情况。当然，也有平和体质，既没有明显的寒，也没有明显的热，这是比较理想的健康状态。

介绍完人体质的寒热，再来介绍一下水果性质的寒热以及适应人群。

常见的寒凉水果有：西瓜、杧果、香瓜、梨、香蕉、甜瓜、奇异果、荸荠、柚子等。寒凉的水果具有清热泻火、解毒的作用，适合热性体质的人吃。如果体质寒凉的人吃，可能会引起腹泻、腹胀等问题，特别是胃寒的人。

常见的温热水果有：荔枝、桃、龙眼、樱桃、榴梿、番石榴、椰子、杏等。这一类温热的水果吃了有温养脏腑的作用，适合体质寒凉的人吃。但是，如果原本体质就热的人吃这一类温热的水果，很可能引起上火，导致长痤疮、便秘等问题。

还有一类是平性水果，比如苹果、桑葚、山楂、杨梅、椰子、李子、橄榄、海棠果、无花果等。这类水果既不太寒也不太热，任何体质的人都可以适当吃一些。

当然，什么都有一个度，只要是在一定范围内，都是可以的。体质寒凉的人偶尔吃一点凉性的水果，也未尝不可。同样的，体质较热的人稍稍吃一些热性水果，也不会出什么大问题。相反，如果过了度，就会出问题。即使是热性体质的人，吃了太多寒凉的水果，也可能引起肠胃紊乱。寒凉体质的人吃了过多热性水果，也可能会导致上火。

夏天吃水果，很多人喜欢吃在冰箱里冻过的。虽然这样吃着舒服，却会刺激肠胃，对身体不好。而且很多水果是不适合冻了之后吃的。荔枝、梨等一般冻一两个小时就差不多，千万别留到第二天；西瓜、哈密瓜、桃、杏等，冻过之后却不一定好吃，没了原来的香甜，这是因为水果吸收了冰箱的水分。香蕉是不能放冰箱的，不然香蕉皮甚至香蕉肉都会变黑。

不难发现，夏天吃水果有一定讲究，知道了这些，运用到生活中，才能够从水果中吃出健康来。

节气养生锦囊

多扎马步胃口好：练习扎马步，最快改善的就是胃肠功能，站的时候能感觉到胃部发热，还能感觉到肠胃蠕动。站一段时间之后，体内的废气就会通过打嗝、放屁的形式释放出来，身心清爽。扎马步的时间不用很长，每天 10 分钟左右即可。

4. 夏来臭脚多尴尬，双管齐下把臭除

很多人有脚臭的毛病，平时一脱鞋，脚上的臭味就会散发出来。炎热的夏季，情况会更加严重，甚至不脱鞋也会散发出较浓的臭味。

夏天的时候，有的人即使穿着鞋子，在离他两三米远的地方就能闻到一股脚臭味，只能忍受着脚臭带来的身心上的折磨。也有很多人认为，脚臭是天生的，没法治，然而事实并非如此，脚臭很可能预示着脾出了问题。

脾主运化，除了运化水谷、供给人体营养外，还运化水湿。水湿，也就是人体内的水液。脾运化水湿，是指脾对水液的吸收、转输布散和排泄的作用。主要表现为两个方面：一是摄入体内的水液，需要通过脾的运化转输气化成为津液，输布于肺，通过心肺布达脏腑器官，发挥滋润、濡养作用；二是体内多余的水液，要通过脾脏及时输送到相应的器官，变成汗或者尿液排出体外。也就是说，我们体内水液的输布和排泄，脾脏都是起着枢纽性作用。如果脾运化水湿的功能不足，水湿内停，湿性重，朝下走到脚，出臭汗，就会形成“汗臭脚”。

所以，要想解决臭脚的问题，内调脾胃是必不可少的。在日常生活中，就要注意保护脾胃，不损伤到脾胃。饮食上，少喝酒，少吃油腻、辛辣、味甜、寒凉的食物，饮食清淡，多吃豆制品和水果。时常吃一些健脾养胃的食物，比如大枣、山药、莲子等，能够调理脾胃。

白扁豆粥就是一种非常好的调理脾胃的膳食：取白扁豆 30 克（鲜品 60 克），大米 50 克，白糖适量，将白扁豆淘洗晾干，研为粗末，大米淘洗干净，二者一同放入锅中，加清水适量熬煮，快熟的时候加入白糖调味，再煮一小会儿即可，趁温热食用。

白扁豆味甘性平，入脾、胃经，历来当作健脾的药物来用。《药品化义》认为，扁豆味甘平而不甜，气清香而不窜，性温和而色微黄，与脾性最合。白扁豆健脾，尤其健脾利湿。李时珍在《本草纲目》中有记载：“硬壳白扁豆，其子充实，白而微黄，其气腥香，其性温平，得乎中和，脾之谷也……消暑除湿而解毒也。”夏天吃点白扁豆，不但能够祛除脾湿，治疗脚臭的毛病，还有解暑的作用，真可谓一举两得。

另外，赤小豆、薏米、茯苓等都有健脾利湿的作用，而且都是药食两用的佳品，平时吃一些，也能够起到祛除脾湿的作用，对身体大有益处。

在内调脾胃的同时，兼以外治脚臭，效果更好。外治臭脚，足浴就是很好的选择。用明矾 30 克、干姜 6 片，二者一起放入锅中，加适量的水煎，取汁泡脚。每天 2 次，每次浸泡半小时，泡几天即可见效。

方中的明矾具有很好的收涩和燥湿作用，得到诸多医家的肯定。《本草经疏》里就说它“性燥急收涩”，《本草纲目》中用它来治病也是“取其酸涩而收也”“取其收而燥湿也”，《长沙药解》里也说它“善收湿淫”。明矾不但能够祛除脚部的湿气，还能通过起于足部的脾经祛除脾湿，同时收涩脚部臭汗，标本兼治，对付汗脚臭。干姜能够温经燥湿，帮助明矾发挥作用。所以，有汗臭脚的朋友不妨试试这个法子，说不定会收到令人惊奇的效果。

另外，用白萝卜熬水泡脚也可在一定程度上除脚臭。还可将土霉素药片压碎成末，抹在脚趾缝里，半个月作用就会见到成效。

所谓“世上无难事，只怕有心人”，汗臭脚并不是没办法对付，关键是看自己有没有治疗的决心，或者用没用心治疗。只要努力预防，不愁脚臭不除。此外，脚臭的人还要注意袜子材质的选择，尽量穿透气性好、能吸汗的袜子，避免湿气郁积。

节气养生锦囊

脚气患者生活注意事项：不要穿过紧、不透气的鞋袜，当感觉脚部有汗、鞋子潮湿时，要及时更换；洗脚后，要注意擦干净脚趾和脚丫，保持脚部的清洁和干燥；去浴池等公共场所时，不用公用拖鞋、足盆等，以减少交叉感染的机会。

芒种

——防湿热，强体魄，调好胃肠身体好

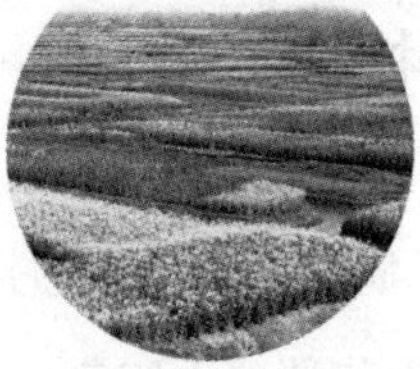

《竹枝词》

——刘禹锡

杨柳青青江水平，
闻郎江上唱歌声。
东边日出西边雨，
道是无晴还有晴。

养生细节提醒：

◎芒种时节适当晒太阳，但须避开太阳光直射，注意防暑，以顺应阳气之充盛，利于气血的运行，振奋精神。

◎到了这个节气，气候开始炎热，容易消耗体力，应适当多喝水，以少量、多次、慢饮为原则，可以有效补充体内水分。

◎芒种过后，天气变得炎热，人很容易出汗，衣衫要注意勤换洗。

◎为了防止中暑，芒种后要经常洗澡。但是要注意，不能在出汗的时候洗澡，而是要稍微休息一会儿，将汗液擦拭干净或者让汗收了之后，再用温热水洗澡。

1. 黄梅时节家家雨，饮食起居要防湿

《月令七十二候集解》：“五月节，谓有芒之种谷可稼种矣。”每年的6月5日左右为芒种，太阳到达黄经75°。芒种意指大麦、小麦等有芒作物种子已经成熟，抢收十分急迫。晚谷、黍、稷等夏播作物也正是播种最忙的季节，故又称“忙种”。春争日，夏争时。“争时”这种说法表明这个时节的收种农忙。此时已经进入典型的夏季，农事种作都以这一时节为界。过了这一节气，农作物的成活率会越来越低。农谚“芒种忙忙种”说的就是这个道理。

芒种三候为：“一候螳螂生；二候鹏始鸣；三候反舌无声。”也就是说，在这一节气中，螳螂在上一年深秋产的卵因感受到阴气初生而破壳生出小螳螂。接着喜阴的伯劳鸟开始在枝头出现，感阴而鸣。与此相反，能够学习其他鸟鸣叫的反舌鸟，却因感应到阴气的出现而停止了鸣叫。由此可见，在我国传统的哲学理论中，认为世间万物都是久盛必衰、衰久必盛的。在天气最炎热的时候，却也正是阴气初生的时候。

芒种时节正值麦子成熟的季节，先人正是由于掌握了梅雨时节的特点，合理利用这一得天独厚的气候资源。梅雨会下到小暑之后，如果只是下个七八天就戛然而止，很可能是大旱的征兆。连绵阴雨的梅雨季节，空气非常潮湿，天气异常闷热，各种器具、衣物易发霉，因此有些地区也叫“霉雨”。

芒种时节，气温上升，空气湿度增加，体内的汗液不能正常地发散出来，即热蒸湿动，湿热弥漫在空气中，人身之所及，呼吸之所受，都

离不开湿热之气。因此，暑令湿胜，会让人感到四肢困倦，萎靡不振。所以，芒种时节一定要注意增强体质，避免季节性疾病与传染性疾病的发生。

芒种时节，长江中下游地区将进入多雨的黄梅时节，饮食起居养生方面要注意以下几点。

✲ 日常起居与卫生

夏季注意晚睡早起，适当接受阳光照射，避开太阳直射，注意防暑，进而顺应阳气之充盛，利于气血运行，振奋精神。夏季昼长夜短，中午小憩有助于消除疲劳，利于健康。芒种过后，午时天热，人容易出汗，衣衫要勤换洗。芒种时节蚊子多，此时应当注意勤洗澡，防蚊虫致病。

✲ 养生保健重祛湿

湿度适中，人的精神才会好，空气湿度过高时，病菌会迅速繁殖，而且在湿热环境中，人更容易疲倦、萎靡不振。梅雨季节尽量避免长时间待在潮湿的地方；阴雨天注意关好门窗；外出时携带雨具防淋浴；合理安排作息时间；待在空调房中注意调节室内外温差，预防“空调病”的发生；多吃健脾化湿的食物，如扁豆、薏米、红豆等。此外，还要加强体育锻炼，因为适当运动可以增强体质，促进消化和血液循环。此时关节炎患者要注意除湿，谨防发病。

✲ 清淡饮食生津止渴

芒种时节，人体新陈代谢旺盛，汗易外泄，应适当多吃祛暑益气、生津止渴的食物，多吃蔬菜、豆类、菠萝、西瓜等，这些食物富含维生素、蛋白质、脂肪、糖类等，不仅能供给人体必需的营养物质，还能提高机体抗病能力。

适当补充钾元素，有助于改善体内的钾、钠平衡。粮食中的荞麦、玉米、红薯、大豆等钾含量较高；蔬果以香蕉含钾最高；蔬菜以菠菜、苋菜、香菜、油菜、芹菜、土豆、山药、毛豆等钾元素含量较高。

✻ 多喝水，多午休

芒种时节气候炎热，是消耗体力较多的季节，再加上夏季昼长夜短。所以，要使自己保持轻松、愉快的状态，注意补充水分。当身体大量排汗后，不要立即过量饮白开水或糖水，可以适当喝些果汁、糖盐水等。同时，适当午休也能消除疲劳，利于健康。

节气养生锦囊

五枝汤沐浴凉血祛湿：取槐枝、桃枝、柳枝、桑枝各一把，麻叶250克。将这五种药物用纱布包好，加入清水浸泡半小时。之后将以上混合液倒入锅中煎煮20分钟。取煎煮的药液，倒入浴池的清水中，进行洗浴即可。每天晚上洗2次，效果更佳。

2. 湿热易疲倦，吃些桑葚养脾胃

从芒种节气开始，天气日渐炎热，可以说是彻底迈入了夏季，我国江淮地区也普遍进入了潮湿多雨的黄梅天气。由于这个时节空气十分潮湿，天气非常闷热，很容易损伤脾胃，所以芒种节气也是人体培土补脾的最佳时期。

暑为夏季的主气，为火热之气所化，独发于夏季。中医认为，暑为阳邪，其性升散，容易耗气伤津，导致口渴欲饮、唇干舌燥、大便干结、尿黄、心烦、闷乱等症。

湿为长夏之主气。尤其是在我国南方，夏季既炎热又多雨，空气中湿度最大，因汗出沾衣，或因涉水淋雨，或因居处潮湿以致感受湿邪而发病者最多。湿邪好伤脾阳，因为脾性喜燥而恶湿。一旦脾阳为湿邪所遏，易致脘腹胀满、食欲不振、大便稀溏、四肢不温等症状。因此，在这个时节，饮食要少油腻，注意保护脾胃，以免使消化功能受到影响。

那么，最适合在芒种时节吃的食物是什么呢？那就是桑葚。桑葚，早在两千多年前就已是皇帝御用的补品。因桑树特殊的生长环境使桑果具有天然生长和无任何污染的特点，所以桑葚又被称为“民间圣果”。中医学认为，桑葚味甘酸，性微寒，入心、肝、肾经，可治阴血不足而致的头晕目眩、耳鸣心悸、烦躁失眠、腰膝酸软、须发早白、消渴口干、大便干结等症。现代研究表明，桑葚中含有丰富的葡萄糖、蔗糖、果糖、胡萝卜素、维生素、苹果酸、琥珀酸、酒石酸及矿物质钙、磷、铁、铜、锌等营养物质。

桑葚是中老年人健体美颜、抗衰老的佳果与良药，被医学界誉为“世纪最佳保健果品”。桑葚入胃，能补充胃液的缺乏，促进胃液的消化；入肠能促进肠液分泌，增进胃肠蠕动，因而有补益强壮之功。常食桑葚可以明目，缓解眼睛疲劳干涩的症状。桑葚还有免疫促进作用，可防止人体动脉硬化、骨骼关节硬化，促进新陈代谢。它还能促进血红细胞的生长，防止白细胞减少，并对治疗糖尿病、贫血、高血压、高脂血症、冠心病、神经衰弱等病症具有辅助功效。此外，桑葚还有改善皮肤的血液供应，营养肌肤，使皮肤白嫩及乌发透亮等作用，并能延缓衰老。

夏季脾胃湿热，可以熬一碗桑葚红枣粥来服食：取枸杞子、桑葚各5克，红枣5颗，粳米100克。将枸杞子、桑葚、红枣洗净，粳米淘洗好浸水备用，将备好的材料一同放入锅中煮粥，待煮熟后加入冰糖融化即可。此粥有补肝肾、健脾胃的功效，能消除眼部疲劳，增强体质，适合夏季常食。

食用桑葚的注意事项：桑葚中含有过敏物质以及透明质酸，过量食用后容易诱发溶血性肠炎，因此小孩不宜多吃桑葚；桑葚内含有较多的胰蛋白酶抑制物——鞣酸，会影响人体对钙、铁、锌等物质的吸收，且性质偏寒，故脾胃虚寒、大便稀溏者不宜食用；桑葚含糖量高，糖尿病患者应忌食；桑葚有黑白两种，鲜食以紫黑色为补益上品，未成熟的不能吃；桑葚是桑树的果实，紫红色的桑葚掉色是正常的，可以接受，但应该是正常的果色，洗几遍就变淡了，如果洗桑葚的水颜色发黑，那就证明有问题了；成熟的桑葚口感更好，新鲜的桑葚很难保鲜，所以大多数商贩习惯储存一些生的桑葚，待到卖的时候再喷些色素或催熟剂，以便让桑葚看起来又黑又紫，增加卖相，但是催熟的桑葚口感很差，没有味道，嚼起来软绵绵的。其实，区分是催熟还是正常成熟的桑葚很简单，正常成熟的桑葚即使再黑再紫，梗也不会变紫，一定是绿色的，如果发现桑葚梗为紫色，则可以断定是经过色素染色的。

3. 芒种时节艾草香，艾草养生好健康

古时门楣悬艾草，为的是驱赶蚊虫。芒种时节的习俗大多和端午节混为一体。俗谚说：“未呷端午粽，破裘不敢送。”意思是说，端午节后，才是真正的夏天。

芒种时节到来，很快就是端午节了。民谚说：“清明插柳，端午插艾。”到了端午，家家都洒扫庭除，以艾草、菖蒲插于门楣，悬于堂中。端午插艾，史志典籍多有记载。李时珍在《本草纲目》中记载：“是日采艾悬于户上祛毒气。”另外，也有些地区在端午节熏艾烟、洗艾澡。

端午节这些与艾草相关的习俗，都能起到很好的驱邪防病的效果，因为艾草本来就有很好的药用价值。用艾草来治病，古已有之。春秋战国时期的《五十二病方》就有熏艾烟治病的记载，艾叶是《黄帝内经》中提到的为数不多的几种药物之一。张仲景的《伤寒论》《金匮要略》中有两个用艾的名方，即胶艾汤和柏叶汤，至今仍是中医常用的方剂。李时珍还说："五月五日鸡鸣时，采艾似人形者揽而取之，收而灸病，甚验。"中医上还有"医家用灸百病"的说法，称艾草为"医草"。

清代吴仪洛的《本草从新》对艾草的药用价值说得更为明确："艾叶苦辛，生温，熟热，纯阳之性，能回垂绝之阳，通十二经，走三阴，理气血，逐寒湿，暖子宫……以之灸火，能透诸经而除百病。"因此，艾草可以用来治疗月经不调、经痛腹痛、子宫出血、风湿性关节炎、慢性支气管炎等疾病。民间还有"家有三年艾，郎中不用来"的谚语。下面具体说说艾草常用于治疗的疾病。

女性下腹冷痛、月经不调、经行腹痛、带下等问题，都可以用艾草来解决。比如艾叶粥：取艾叶 10 克，大米 100 克，白糖适量。将艾叶择净，放入锅中，加清水适量，浸泡 5～10 分钟后，水煎去渣取汁，然后将大米倒入艾叶汁中煮粥，等到粥快好的时候再加入白糖调味即可，每天 1 剂。这并不难理解，女性的这些毛病通常都是由于体寒、气血瘀滞引起。而艾草味辛性温，能够通经理气、散寒止痛，自然就能够解决这些问题了。

慢性支气管炎患者，用好艾草也能很好地缓解病情。用鲜艾叶 1000 克，洗净切碎，放入 4000 毫升水中浸泡 4～6 小时，然后倒入锅中煎煮，直到锅中汤汁剩下 3000 毫升为止。倒出来过滤，去渣取汁，装在密封的瓶内储存。每次倒出 40 毫升服用，每天 3 次。艾草能够理气，现代医学还研究，艾草具有平喘、镇咳、祛痰的作用。那么，用它来治疗慢性支气管炎也就理所应当了。

有的人常年有腰痛的毛病，每遇阴雨天或腰部感寒后腰痛就会加剧，这样的情况多是寒湿腰痛，可以用艾叶泡酒来缓解。干艾叶、炒黄的螃蟹壳各 100 克，用 500 毫升白酒浸泡，3 天后用酒擦腰部。每天 2 ~ 3次，连用 7 ~ 10 天。艾叶能够温经通络、祛寒除湿、活血理气，蟹壳能破瘀消积、活血止痛，酒本身就能活血、温散止痛。用艾叶、蟹壳泡酒外用，有较佳的舒筋活络、化瘀止痛、祛寒除湿的功效，对寒湿腰痛有很好的疗效。

风寒咳嗽是常见的病症，也可以用艾叶来治疗。用法很简单，用干艾叶 30 ~ 50 克，放入约 1500 毫升沸水中煎煮约 15 分钟，捞去艾叶，将药液倒入脚盆，趁热将双脚置于盆沿上熏蒸。为避免药气一下蒸发掉，可在双脚上蒙上一块稍大于脚盆的布料。等水温到双脚能够忍受时，直接将双脚置于盆内浸泡。每晚 1 次，每次 15 ~ 20 分钟，一般连续 3 ~ 5 次就能治愈咳嗽。脚底经络丰富，寒邪侵袭，循经上传，肺失宣肃，就会引发出咳嗽。艾叶性温，能温祛寒邪，使肺气得宣，所以对付风寒咳嗽十分有效。

慢性鼻炎患者可以用艾条艾灸下关穴（面部耳前方，当颧弓与下颌切迹所形成的凹陷中，张口时隆起，闭口取穴）；取好穴后，用艾条悬灸，每次一刻钟左右，每天早晚各一次。中医认为，慢性鼻炎多由外感风寒或风热，邪毒留滞鼻窍，日久伤肺，肺气不宣，鼻窍不通而成。下关穴属足阳明胃经，起于鼻翼旁中，下循鼻外，所以可用于治疗鼻部疾患。艾灸下关穴，起到温通气道，宣畅鼻腔之功。

当然，在平常也可以用艾草烧烟熏一熏屋子，特别是夏天，能够起到除湿驱蚊虫的作用。平常泡个艾草浴，有修护敏感肌肤和受损肌肤的作用，对寒气重、宫寒的女性尤其有好处，孕妇做艾草浴还可以起到安胎的作用。

看似毫不起眼的艾草，对人体的功效可以说已经超过了许多人的想象。在我们的日常生活中，用好艾草，何愁不养生。

节气养生锦囊

芒种时节宜吃人参：炎热的夏季，人体在高温刺激下，新陈代谢加速，消耗量明显增加，睡眠减少，食欲下降，很容易疲劳，体质也会受到影响。人参是抗御暑邪的佳品，只要不是舌苔白腻、厚腻、黄腻或有热度的话，可以服参进补，能有效增加抵抗力。尤其是冬季寒冷之时易发作支气管炎、哮喘等慢性病患者，夏季适当服人参能扶正固本，增强机体抗病能力，预防冬季慢性病的发作。

4. 空调房凉爽，谨防空调病

炎炎夏日，酷暑难当，吹着空调的日子真是妙不可言。但是，在这凉爽惬意的背后，却暗藏“杀机”。稍不小心，就会染上空调病，出现鼻塞、头昏、打喷嚏、耳鸣、关节酸痛、腰痛、乏力、记忆力减退、皮肤发紧发干等症状。

空调病往往会在两种情况下出现。一是适应能力弱或体弱的老人、儿童，在室外高温汗出的情况下进入温度低的空调房，顿时冷气袭来，就会出现与外感风寒类似的状况，比如头痛、身痛、鼻塞等症状。二是在封闭的空调环境里待的时间太久，新鲜空气很少，而且在空调房内汗孔紧闭，体内的湿热不能通过出汗散发，郁积体内，形成“寒冷外束肌表，湿热内蕴脾胃之证”，使人感到胸闷心慌、头昏乏力、肢体酸楚、恶心想吐、胃腹胀满等，也就是中医所讲的“寒包火”。

不仅如此，空调还会使小环境里产生大量的冷凝水，致使这个环境的空气越来越干燥，引起眼睛干涩、嘴唇干、皮肤发干等状况。这些干燥的空气被吸入人体之中，呼出的却是湿润的气体，我们的鼻子、气管也会变得很干燥。渐渐地，我们整个人都会出现类似脱水的症状。所以，预防空调病就很有必要了。

具体来说，使用空调必须注意通风，每天定时打开窗户，使室内保有一定的新鲜空气；不要长时间滞留在空调室内，时常到户外活动；空调温度不能太低，也不要让通风口的冷气直接吹在身上；大汗淋漓时最好不要直接吹冷风；及时清洗空调等。

当然，除了上述细节，还应当采取其他一些手段来预防空调病。最简单的办法就是喝姜汤，姜汤可以驱散体内的寒气，帮助身体出汗，有效排毒，能有效防治空调病。

平常喝点藿佩茶，更能很好地预防空调病。用藿香、佩兰叶、紫苏叶各 5 克，陈皮 3 克，冰糖适量。把这些药材全部放入热水瓶中，冲入沸水适量，盖上盖子焖 10 多分钟，加入冰糖适量调味，频频饮用，每天 1 剂。

方中的藿香为主药，解表散邪，利湿除风，能散寒湿、暑湿、郁热、湿热。佩兰具有解暑化湿的功效，紫苏叶发表散寒，陈皮益气健脾。所以此方能够起到预防空调病的效果。

当然，仅仅预防是不够的。要是一不小心得了空调病，也需要及时治疗。要说治疗空调病，最简单的办法莫过于服用藿香正气类药物了。藿香正气方堪称中药中的经典，藿香正气水为传统中成药，过去有丸剂，现在又有软胶囊，都可以用。其功能在于解表化湿、理气和中，能够调理肠胃，祛除身体内的暑湿。它还能发汗，散发体表的寒气，从而缓解空调病。

还可用荷藿薏仁粥。取鲜荷叶、薏苡仁各100克，藿香30克（干品，鲜藿香则用嫩茎叶50克）。先把荷叶和藿香放入锅中，加水800毫升，先用大火煮沸，然后小火再熬20分钟，煮到锅里的药汤只剩下500毫升，去渣取汁。再把薏苡仁倒入药汤中熬粥即可，粥好了以后加白糖调味，早晚各1次。

藿香可以说是防治空调病的“一把手”，在藿佩茶、藿香正气方中都是以它为主药；荷叶具有清热凉血、清暑利湿、升发清阳之功效；薏苡仁也是一味健脾利湿的食药两用的材料，还有增强免疫力的功能。三药合用，是对付空调病的好法子。

空调病虽然不是什么大病，但是时间一长，对人体造成的影响也是不可忽视的。所以，还需要我们认真对待。

节气养生锦囊

中医刮痧对付空调病：从风池穴开始，沿着颈椎，慢慢刮痧直至定喘穴、大椎穴，再到迎香穴、太阳穴上轻轻刮几下。一般来说，刮一会儿，整个人立马就会有神清气爽的感觉，鼻子不再阻塞，头部也不再昏昏沉沉。连续刮几天，“空调病”将会得到很大的缓解。

夏至

固护阳气，远离『凉』『湿』，百病不近身

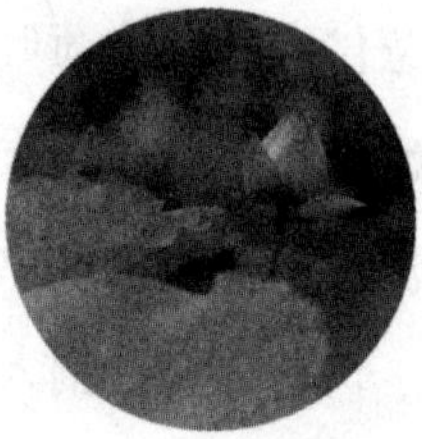

《春夜洛城闻笛》

——李白

谁家玉笛暗飞声，
散入春风满洛城。
此夜曲中闻折柳，
何人不起故园情。

养生细节提醒：

◎夏至时节宜晚睡早起，进而顺应自然界阳盛阴衰的变化。

◎安排室外工作的时候，要尽量避开烈日暴晒，加强防护，如打遮阳伞、戴太阳镜、涂抹防晒霜等。

◎注意空调、电风扇的正确使用，特别是要注意避免让空调、电风扇直吹颈背部或头部，使用空调的时候，室内外温差不宜过大；使用电风扇的时候，风速不宜过大，夜间应用摇头扇。

◎运动最好选择在清晨或傍晚天气比较凉爽的时候进行，场地宜选择在河湖水边、公园、庭院等空气新鲜的地方。运动出汗过多的时候，可适当饮用淡盐水或绿豆盐水汤，不要大量饮用白开水。

1. 夏季养阳在此时，远离“凉”和“湿”

夏至，古时又称“夏节”“夏至节”。从夏至日起，我国气温开始进入最热的阶段。由于夏至后的天气局部地区对流强，降雨范围小，所以有“夏雨隔田坎”的说法。

夏至三候为：“一候鹿角解；二候蝉始鸣；三候半夏生。”麋与鹿虽属同科，但古人认为，鹿的角朝前生，所以属阳。夏至日阴气生而阳气始衰，所以阳性的鹿角便开始脱落。而麋因属阴，所以在冬至日角才脱落。“蝉始鸣”的蝉，在古代写作“蜩”。蝉的种类有很多，有良蝉（五彩蝉）、唐蝉（大蝉）、寒蝉（秋天而鸣）、夏蝉（夏天鸣叫）等很多种。夏蝉也叫知了，雄性的知了在夏至后因感阴气之生便鼓翼而鸣。半夏是一种喜阴的药草，因在仲夏的沼泽地或水田中出生所以得名，也是一种阴性的植物。由此可见，在炎热的仲夏，一些喜阴的生物开始出现，而阳性的生物却开始衰退了。

从中医的角度上讲，夏至人体阳气最盛。养生应当顺应夏季阳盛于外的特点。夏季天气炎热，宜从以下几方面着手。

✲ 谨防酷暑伤阴津

酷暑亢阳最易耗气伤阴，阴津往往容易随汗液外泄而耗伤，阳气也随之外泄。正如唐代著名医家王冰所说：“无阴则阳无以生，全阴则阳气不极。”阴津耗伤过多，阳气也不能独存，也就是所谓的“阴极损阳”。所以，在炎热的夏季，要注意避开酷暑，不要在大太阳底下过多地停留，气温过高的时候尽量待在阴凉的地方，避免暑热伤身。

✼ 谨避湿邪损阳气

夏季多雨，空气中湿度比较大。湿为阴邪，易伤阳气，尤其是损伤脾胃阳气。《黄帝内经》里又指出："伤于湿者，下先受之。"意为湿邪伤人往往从人体下部开始，这是因为湿邪的形成往往与地的湿气上蒸有关，所以其伤人也多从下部开始，如常见的脚气、下肢溃疡、妇女带下等。防止湿邪侵袭，在居住环境上要切忌潮湿，居室一定要做到通风、防潮、隔热。如果室内过于潮湿，空气污浊，不仅家具、衣物发霉、长毛而损坏，还会损伤人体阳气。

✼ 空调莫常吹，睡觉莫开窗

现在有条件了，空调几乎家家都有。很多人白天在公司吹了一整天的空调，晚上睡觉的时候依然吹着空调，这也是不恰当、不健康的做法。夏天皮肤开泄的情况下，寒邪乘虚而入，有些人就会落枕、面瘫，一些老年人甚至会出现脑卒中，这都是吹太多空调引起的。所以，如果气温不是太高，尽量少使用空调，即使是要用，温度也不要调得太低。

夏季临睡之前，很多人喜欢开窗就寝，在凉风徐徐里进入梦乡。凉风吹拂身体之时会觉得舒服，也容易睡着。但长时间吹风，会把皮肤吹得冰凉，导致体内水分大量耗损，醒来常常会感到不适，关节酸痛、头昏脑胀等。《养老寿亲书》里就讲："夏日天暑地热，若檐下过道，穿隙破窗，皆不可乘凉，以防贼风中人。"所以，夏季的晚上还是要注意避风。

✼ 运动后莫冲凉

还有些男士，自以为身强体壮，运动后立即冲凉，来个"快速冷却"。殊不知，夏日适当的运动可以将体内部分"寒邪"和"湿毒"排出，但如果用冲凉水澡来降温，只会让更多的寒邪进入体内。所以，夏季运动是有必要的，尽量选择一些比较舒缓的运动。运动出汗后尽量不要洗冷水澡，热水洗澡有利于机体排热、排毒，并且能够补充阳气。

❉ 饮食莫贪凉

夏季养阳，还要求我们在饮食上不要过分贪凉。炎热的夏季，吃冷食是人们最常用的消暑方法，尤其是冰淇淋、冷饮和冰镇西瓜，因为清凉爽口备受欢迎。很多人夏天胃口不佳，常捧着一个冰镇西瓜，用来代替晚餐。可是，夏天本来阳气就集中在体表，体内却是空虚的，外热内寒。这时候，再吃大量寒凉的食物，会进一步损伤脾胃之阳气，阴盛格阳，导致虚火上炎，引发肠胃炎症。

节气养生锦囊

夏季宜穿红色衣服：炎热的夏至时节最好穿红色的衣服，因为红色可见光的波长最长，能大量吸收日光中的紫外线，保护皮肤，防止皮肤老化甚至癌变。

2. 夏季天气炎热，静心养身很重要

夏至相当于一天中的午时，阴在此时出生，一年中的养阴就是从这时开始转换的。从中医理论来说，阳气最旺的时节就是夏至，在夏至养生也要顺应夏季阳盛于外的特点，注意对阳气进行保护，要从“长”字着眼。

此时外界的气候非常炎热，养生的时候一定要注意调养精神，通过静心来静身。《黄帝内经·素问·四气调神大论》中记载：“使志无怒，使华英成秀，使气得泄，若所爱在外，此夏气之应，养长之道也。”意

思就是说，人在夏天要愉悦欢畅、神清气和、精神饱满、心胸宽阔，就像自然万物的生长都离不开太阳那样，要对外界事物保持极大的兴趣，使自己有一个乐观的心态，以利于通泄气机。反之，如果什么事都恼怒忧郁、懈怠厌倦，就会对气机通泄造成阻碍，对身体不利。调息静心，心静自然凉。

四时养生一个非常重要的原则，就是注意季节变化，慎避虚邪。也就是说，人体在适应气候变化来使生理活动保持正常，是有一定限度的。例如，如果天气剧烈变化出现反常气候的时候，非常容易感邪发病。因此，在此时养护正气，要避忌外邪。只有使这两者相辅相成，才可以达到理想的养生目的。

在夏至时节，自然界的阴阳二气会出现交接与转折的现象，这时外界环境非常不稳定，人体的气血以及阴阳的运行都会随之出现相应的动荡和改变，只要有一点疏忽就会导致气血紊乱，进而引发疾病。

中医认为，在夏至之日尤其要注意防范外邪的入侵和防护慢性疾病，也就是“慎避虚邪”。《灵枢·顺气一日分四时》中有这样的观点，夏至和中午是阴阳转折的时期，这时阳气会从增强的趋势转变成减弱的趋势，阴气会从弱势慢慢地增强。在一年中，夏至这天的中午是阳气最为旺盛的时候。中医学认为，人心和每日中午相配，在中午，心病经常会有变化发生，所以要特别注意进行调护。最好在这时结合一天阴阳的消长规律，将养生时间合理地安排好，特别是在中午前后 6 小时的时间，以使避暑养心的效果达到最佳。

节气养生锦囊

夏至强心饮食：夏至可以多喝牛奶，多吃豆制品、鸡肉、瘦肉等，不但能补充营养，还能强心。除了清淡饮食，平时还要多吃苦味食物，如苦瓜等。因为苦味食物有除燥祛湿、清凉解暑、利尿活血、解除劳乏、消炎退热、清心明目、促进食欲等作用。但是苦味食物多属寒凉性质，体质虚弱者不宜使用，以免加重病情。

3. 夏至易发颈椎病，养护得当防病邪

颈椎病是一种多发疾病，特别是近些年来，随着生活节奏的加快，颈椎病已经跻身于常见病的行列，成了各个年龄人群的“公敌”。不管是老年人、中年人还是年轻人，都不同程度地遭受着颈椎病的困扰。研究发现，颈椎病的发病存在着一定的季节性特征，而夏季正是颈椎病的高发季节。

✲ 是什么导致了夏季高发颈椎病?

第一，睡眠的过程中翻身次数增多，导致落枕。夏天睡觉的时候，人体由于局部温度过高，很多人甚至一觉醒来已经彻底睡到床的另一边去了。频繁翻身，很容易导致落枕，带来颈椎疼痛。

第二，过分贪凉，导致颈椎受凉。夏季气温高，人们经常汗流浃背，一回家，就想痛痛快快洗个冷水澡凉快一下，很多单位也早早就打开了空调或用起了电风扇。事实上，一味贪凉，用凉水冲澡或长期使用电风扇、空调，会使毛孔、汗腺急剧收缩，将风、寒、湿闭于体内，极易导致颈椎病的发生。尤其是座位正对空调、风扇，或领口较低、裸露着后颈的人，颈背部的肌肉更易受寒，颈椎病的发病率会更高。

第三，午休不良姿势伤颈椎。到了夏季，人很容易疲倦，所以很多人都养成了在午餐后小憩的习惯。可办公室里地方局促，条件有限，许多上班族往往是坐在座位上耷拉着脑袋就睡着了，或是使用趴睡枕趴在

桌子上睡。殊不知，这样睡觉给颈椎造成的伤害非常大。正常人的颈椎是向前弯曲，有一定的生理弧度。正因为有生理弧度的存在，能增加颈椎的弹性，减轻、缓冲重力的震荡，防止对脊髓和脑造成损伤。所以趴着睡觉对颈椎的伤害和伏案工作是一样的。当颈椎的生理弧度消失时，患者则易出现头、肩、颈等部位的酸痛。

第四，夜生活丰富，睡眠减少。夏季昼长夜短，很多人的娱乐生活大大增加，导致睡眠时间大大减少。白天疲劳的颈椎到了夜间仍然没有足够的时间进行休息恢复，日积月累就会导致颈椎疼痛。

第五，天气炎热，外出减少。夏季天气炎热，很多人喜欢待在室内上网、看电视，相比春秋季户外活动时间大大减少，所以易引起颈椎疲劳，使颈椎病乘虚而入。

✲ 哪些措施可以预防颈椎病呢?

第一，选择合适的枕头。枕头的高度以 9 ~ 10 厘米较为宜，具体尺寸还要因个人的生理特征，尤其是颈部生理弧度而定。肩宽体胖者枕头可略高一些，瘦小的人则可稍低些。预防颈椎病，选择一个软硬适中的枕头非常重要。选择稍微柔软些，但又不失一定硬度的枕头，一方面可以减少枕头和头皮之间的压强，另一方面又保持了不均匀的压强，便于血液从压力较小的地方通过，对预防颈椎病很有好处。另外，许多人对弹性大的枕头情有独钟，实际上，这也是没有必要的。枕头只要稍有弹性即可，弹性过大反易造成颈部肌肉疲劳和损伤。

第二，戒烟限酒。大家都知道，吸烟的害处很多。如果说吸烟也会引起颈椎病，很多人都会惊讶，以为吸烟只是引起呼吸系统疾病或肿瘤等疾病。其实，吸烟不仅会对颈椎产生影响，甚至也是诱发颈椎病的重要原因之一。烟中的尼古丁等有害物质可导致毛细血管痉挛，造成颈椎血液供应降低，废物增多，椎间盘中酸碱度下降，最终使椎间盘代谢退变。在发生退变的过程中，会产生大量炎症介质等物质刺激周围组织，加重颈椎病人的疼痛等症状。酒，尤其是冰冻啤酒，对一些风湿性骨病患者而言，极易加重病情，引起颈椎病，因此夏季预防颈椎病，一定要注意戒烟限酒。

第三，注意保暖。夏季天气炎热，但也要注意保暖。待在有空调的办公室内，最好在身上披件外套，防止颈部受凉而引发或加重颈椎病。平时脖颈上还可佩戴质地柔软的丝巾。开空调睡觉时一定要穿睡衣，千万不能赤膊睡觉。

第四，合理饮食。夏季预防颈椎病，还要从饮食方面着手。食物宜以清淡为主，辛辣食物可直接刺激邻近的肌肉和韧带，导致椎节内外平衡失调，诱发疼痛等颈椎病症状。

第五，保持充足的睡眠。预防颈椎病的发生一定要保持足够的睡眠，夏季昼长夜短，很容易出现睡眠不足，产生疲惫等症状，其实这些症状很容易导致颈椎劳损，从而诱发颈椎病。所以，夏季做好颈椎病预防工作，一定要注意保持足够的睡眠时间。

第六，注意日常保健。待在室内时多安排一些就地取材的运动，如仰卧起坐、擦窗户、远眺等，充分运动颈部、背部肌肉，保持颈部血液畅通。

节气养生锦囊

长期伏案工作的上班族，连续工作1小时后要活动颈部，抽出几分钟做做“米”字操。方式是以头为笔，按以下顺序反复书写“米”字：先写一横，头尽量由左到右画一横，头回到正位；再写一竖，头颈尽量向前上方拉伸，自上而下画一竖线，头回到正位；头颈尽量向左上方拉伸成45°角，头回到正位，同法书写米字右上点，头回正位，头颈尽量向右上方拉伸，向左下方画一撇，头颈回到正位；头尽量向左前上方拉伸，向右下方画一捺，恢复头颈正位。动作宜柔和，切忌用力过猛，每日做 1 ~2 次，以感觉头、颈、肩轻快和舒适为度。

4. 妙用艾叶，痱子“跑光光”

夏季，人体很容易长痱子，痱子其实就是一种皮肤急性炎症。中医认为，到了夏季，外界温度高，湿度大，人体排汗多而不易蒸发，很容易堵塞毛孔，汗液滞留在体内就会产生痱子。

此时，热盛汗出，很多人开始洗冷水浴，毛孔突然紧闭，导致热气滞留在皮肤之间，易生痱子。症状较轻的话可以擦拭些痱子粉，注意勤洗澡、勤换衣服，很快就能治愈疾病，而且随着天气转凉，几天之内就会消退，之后可能会留有轻度脱屑症状。症状严重者要及时就医，同时配合饮食调理，多喝绿豆汤，吃些西瓜、冬瓜等清暑利湿的食物，都能有效预防痱子的发生。

艾叶在我国民间医学上被广泛利用，作为内服药和外用药治疗疾病。直到现在，许多民间老人家也会对艾叶比较钟情，视之为好药材，看到之后就会将其采回家，晒干保留，以备后用。艾叶煎汤外洗治湿疮疥癣，祛湿止痒。过去小孩子长痱子，家里的大人就会用艾叶烧水给孩子洗澡。

长痱子后，可以到中药店买 50 克干艾叶，之后准备几片生姜，一起熬煮大半桶水，等到水温适中的时候倒入浴缸内泡澡，有解毒止痒、振奋精神、治疗痱子等功效。

孟子曾云：“七年之病，求三年之艾。”由此可见，艾叶的功效之大。非典型肺炎流行的时候，很多人用艾条燃烧的烟熏空气进行消毒。

此外，还可以用艾叶水煮鸡蛋吃，有治疗痛经的功效：取艾叶 10 克，干姜 15 克，鸡蛋 2 个，红糖适量。将艾叶洗净，干姜切片，连同鸡蛋一同放到锅里，倒入适量清水，用文火将鸡蛋煮熟，剥壳，之后放到艾叶水里煮 10 分钟，调入红糖即可。艾叶不仅能杀虫，还能增强人体的免疫力，加鸡蛋和红糖能补血活血，扶正祛邪。经常痛经的妇女吃艾叶煮鸡蛋，可以暖气血、温经脉。

作为家长还需要注意的是，保持室内的通风散热，以减少宝宝出汗、利于汗液蒸发，可以通过空调、风扇灯设备，来进一步改善室内高温、湿热的环境，室温最好保持在 25 摄氏度左右，湿度不能超过 60%。而且要注意避免让风直吹宝宝。平时让孩子吃些营养、清淡、易消化的食物，及时补充水分。孩子的衣着要轻薄、柔软、宽大些。孩子活动后大量出汗，家长应当立即用柔软的纸巾或毛巾帮孩子将汗液擦拭干净，特别是婴幼儿颈部、胳膊、腿部关节等容易堆积汗液的地方，更应该多多注意。

节气养生锦囊

食盐清痱法：洗澡之后不要立即擦干水，也不能立即在身上涂抹痱子粉，防止其阻碍肌肤呼吸。首先准备半桶水，加少许食盐，之后用纱布蘸取盐水，轻轻拍打长痱子的地方，最后用清水洗干净，每天 1 次，很快就能见效。

小暑

——冬天病，夏天防

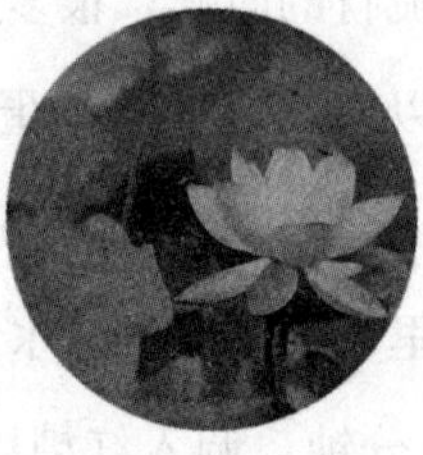

《幸有心期当小暑》

——韩翃

朝辞芳草万岁街，
暮宿春山一泉坞。
青青树色傍行衣，
乳燕流莺相间飞。

养生细节提醒：

◎消化道疾病容易在此时发生，所以饮食上要注意改变饮食不洁、不节、偏嗜的不良习惯，不宜过食冷饮冷食。

◎老年人、孕妇、慢性疾病患者尽量避免户外运动、谨防中暑。

◎小暑过后，是“冬病夏治”的大好时节，冬季发作的慢性疾病，如慢性支气管炎、肺气肿、支气管炎、哮喘、风湿痹症等，宜采取穴位敷贴等疗法补益人体正气，进而防病治病。

◎民间有“冬不坐石、夏不坐木”之说。长时间露天放置的木料，如木椅子，经过太阳一晒，就会向外散发潮气，人长时间坐在上面，容易诱发痔疮、风湿等疾病。

1. 暑热来袭，当心中暑

每年7月7日或8日，太阳到达黄经105°时为小暑。《月令七十二候集解》："六月节……暑，热也，就热之中分为大小，月初为小，月中为大，今则热气犹小也。"此时天气已热，但尚未达到极点，所以称作"小暑"。时至小暑，已是绿树浓荫，炎热之感渐渐袭来，最高气温可达37°以上。小暑是全年降水最多的一个节气，并会出现大暴雨、雷电和冰雹。

小暑三候为："一候温风至；二候蟋蟀居宇；三候鹰始鸷。"意思是说，一到小暑节气，大地上便不再有一丝凉风，而是所有的风中都带着热浪。《诗经·七月》中描述蟋蟀的字句有："七月在野，八月在宇，九月在户，十月蟋蟀，入我床下。"文中所说的八月即是夏历的六月，也就是小暑节气。由于此时天气炎热，所以蟋蟀离开炎热的田野，到庭院的墙角下乃至床下以避暑热。

夏天天气炎热，连知了都在树上不停地喊"热死了、热死了"。汉代有名的伏氏家族中有一人叫伏湛，深得成帝刘秀的赏识，皇帝给他加官晋爵为尚书，可天气太热，伏湛竟然在加官仪式上中暑身亡。苏轼，众所周知，他曾被流放海南岛，后朝廷大赦，正赶上夏季高温，苏轼在返回的途中不幸中暑身亡。郑成功在收复台湾后不到一年就去世了，与郑成功同时代的李光地所撰的《榕村语录续集》中记载，郑成功也是中暑而死："投以凉剂，是晚而殂"。

别说以前，就是这几年夏天，也时常传出有人因为暑热而死去的消息。可见，暑热伤身"真不是盖的"。就拿这个"暑"字来说，上面一个“日”字，下面还是一个“日”字，“其在天为热，在地为火……其性为暑”，暑气是一种极热之气，很是伤人。

大自然的暑气，又数“三伏天”最盛，所谓“热不过三伏”。三伏的“伏”字就是隐伏之意，也就是说在太阳大的时候，要将自己隐伏起来，不能逆天而行。反之，就会被暑气所伤，也就是阳暑，是中暑的一种（中暑分阴阳，还有阴暑）。小暑一过，进入三伏天，正是非常炎热的时候，要特别注意。

明代著名医家张景岳对中暑有描述：“阳暑者，乃因暑而受热者也，……凡以盛暑烈日之时，或长途，或于田野，不辞劳苦，以致热毒伤阴，而病为头疼烦躁、肌体大热、大渴大汗、脉浮气喘或无气以动。此以暑月受热，故名阳暑。”人在炎热的夏天，如果不避暑热，人的津液就会化为汗排出体外，就会伤阴，导致中暑。中暑之后，会有头痛、烦躁、发热、口渴、出汗之类的症状。又因为气依附在津液上，伤阴时也会伤气，就会出现乏力、懒言等相关症状。

对付阳暑，最简单、最快捷的方法莫过于刮痧。刮痧能够畅通经络、泄热排毒、醒神救厥、行气止痛，用于中暑，效果迅速。发现有中暑症状，赶快离开高温环境，喝一些含有盐分的清凉饮料，在额头、太阳穴附近涂抹清凉油、风油精，或服用人丹、十滴水等，休息片刻，开始刮痧。

刮痧板可选边缘光滑的牛角板、嫩竹板等，要是一时间不方便找到这样的器材，也可以用硬币、铜钱等代替。在刮痧板上蘸香油或其他润滑剂，刮擦胸、背、颈项、腘窝、肘窝等处。由轻到重、自上而下，顺肌肉纹理朝一个方向缓缓刮擦皮肤表皮，直到出现红色斑点或斑块为止。

另外，还可以选择内服药物。《千金方》中记载的“生脉散”，也是夏季防治中暑的良药。取人参、麦冬各9克，五味子6克，用适量的水煎服。本方原本就是治暑热的方剂，方中人参甘温，益元气，补肺气，生津液。麦门冬甘寒养阴清热，润肺生津。人参、麦冬合用，益气养阴。五味子酸温，敛肺止汗，生津止渴。三药合用，一补一润一敛，益气养阴，生津止渴，敛阴止汗，使气复津生，汗止阴存。这样一来，正对中暑症候。

节气养生锦囊

解暑食物大盘点：注意补水，喝水养阴，也可以预防中暑。一些清凉的瓜果蔬菜更是夏季预防中暑的好选择，苦瓜、丝瓜、番茄、黄瓜、茄子、芹菜、生菜、芦笋、豆瓣菜等都可以预防。“瓜中之王”西瓜是夏季的应季水果，甘甜多汁，清爽解渴，有清热消烦、止渴解暑的功效。苹果补心养气、生津止渴、健脾胃，桃子和香蕉也是不错的防暑水果。

2. 小暑黄鳝赛人参，常食滋补又强身

民间素有“夏令之补，黄鳝为首”“小暑黄鳝赛人参”的谚语。夏天正是吃黄鳝进行温补的好时候。黄鳝又名鳝鱼，小暑时节，黄鳝体壮而肥，肉嫩鲜美，营养丰富，滋补作用最强，故我国民间有“小暑黄鳝赛人参”之说。

其实，“小暑黄鳝赛人参”还有另一层意思，这与中医学“春夏养阳”的养生思想是一致的，蕴含着“冬病夏治”之意。暑天湿气较重，对寒性、虚性、湿性的人尤为不利。中医理论认为，夏季往往是慢性支

气管炎、支气管哮喘、风湿性关节炎等疾病的缓解期。此时若内服具有温补作用的黄鳝，可以达到调节脏腑、改善不良体质的目的，到冬季就能最大限度地减少或避免上述疾病的发生。因此，慢性支气管炎、支气管哮喘、风湿性关节炎、阳痿、早泄等肾阳虚者，在小暑时节吃黄鳝进补，可达到事半功倍的补益效果。

关于鳝鱼有很多传说，最有名的莫过于“大力丸”的传说。相传，本来世界上是没有大力士的，后来一些人得到了神的指示，说吃鳝鱼可以力大无穷，所以这些人就经常以鳝鱼为食，慢慢地变成了大力士。要说吃黄鳝就能变成大力士，肯定是言过其实，太过夸张了，但如果换个说法，说鳝鱼能滋养身体，则是实实在在的，一点也不为过。古代医书《本经逢原》上还真有“大力丸”的配方，其中一味主药便是鳝鱼。

黄鳝味甘性温，属于补性食物，有补虚损、除风湿、强筋骨的作用。现代医学研究发现，黄鳝含有丰富的DHA和卵磷脂，这两种物质都是脑细胞不可缺少的营养物质，美国研究人员还发现，经常摄取卵磷脂，记忆力可以提高20%。可见，常吃黄鳝，还能起到补脑、增强记忆力的作用。其丰富的维生素A含量，也让其享有“补眼药”的美称。

黄鳝还可以作为治疗糖尿病的辅助食物，对糖尿病有较好的辅助治疗作用。从鳝鱼中可以提取分离出黄鳝鱼素A和黄鳝鱼素B，两者共同作用，可起到双向调节血糖的作用。也就是说，对高血糖患者而言，黄鳝鱼素可以起到降低血糖的作用，而在血糖低于正常值时，黄鳝鱼素又可以起到升高血糖的效果，防止低血糖的发生。因此，糖尿病患者，特别是血糖波动较大的糖尿病患者，坚持每天食用100～150克鳝鱼，对血糖的稳定将大有裨益。黄鳝还有增强性欲的作用，是阳痿等性功能障碍患者的食疗佳品。

黄鳝只有一根主刺，骨少肉多，煎炸蒸煮都可以，最常见的就是红烧和炖汤。炖汤更能发挥食疗的效果，操作简单，因此是最常用的食法。取两三条黄鳝，将内脏去掉，切段，加些猪瘦肉和大枣，炖半个小时即可，补气养血的效果很好，对体倦乏力、少气、头晕、眼花都有很好的滋补作用。

食用黄鳝时，如果能搭配相应的菜，滋补养生的效果更好：与胡萝卜一起吃，可以明目；加入白菜帮或山药炖，可调节血糖；与冬瓜一起炖，有缓解风湿关节病之效；与猪蹄、牛蹄筋一起炖着吃，强筋骨的效果更突出；与猪肉一块煮，吃了能补气；加一些当归炖，则有补血的效果。

黄鳝虽好，但并非人人皆宜。因为黄鳝属于温补类食物，所以高血压、卒中后遗症、甲状腺功能亢进症、活动性肺结核、支气管扩张、感冒发热、急性鼻炎、急性支气管炎、急性扁桃体炎等急性炎症患者均不宜食用。那些平时就爱上火的朋友，对黄鳝也要敬而远之，以防火上浇油。

节气养生锦囊

当心“毒”黄鳝：黄鳝最好是现杀现烹，千万不可吃死黄鳝，而且一定要做熟了才能食用。因为黄鳝血清中可能含有一些不耐热毒素，而且还可能存在寄生虫，只有熟透了吃才安全。黄鳝蛋白质构造中含有大量组氨酸，黄鳝死亡后蛋白质结构会迅速崩解，细菌乘虚而入，组氨酸很快就会转化为一种有毒物质——组胺，人吃了之后会中毒，轻则头晕、头痛、心慌、胸闷，重则诱发低血压等。

3. 谨防情绪中暑，笑口常开安度夏

众所周知，在天气炎热的时候身体很容易中暑。那什么又是情绪中暑呢？当气温超过35摄氏度、日照超过12小时、湿度高于80%时，气象条件对人体下丘脑的情绪调节中枢的影响就会明显增强，人容易情绪失控，频繁发生摩擦或争执的现象，叫情绪中暑，又叫夏季情感障碍综合征。

据有关统计数据显示，16%的正常人会因高温而乱发脾气，大约有10%的人会出现情绪、心境和行为异常。精神病学家的研究也发现，气温高的时候，精神病人就会出现无法入睡、躁动不安、叫骂、摔东西和自虐等情况，而且要比平常要严重许多。

“情绪中暑”的四大表现：情绪烦躁，动辄发火；内心燥热，思维紊乱，不能安下心来思考问题，容易健忘；情绪低落，对什么都不感兴趣；行为异常，如反复洗澡、洗脸、洗手。要是有了这样一些表现，那就是情绪中暑。

炎热的夏季，身体中暑大家都不陌生，可怎么又会情绪中暑呢？中医认为，心主神明，所谓“神明”，指人的精神、思维及意识等。换句话说，人的情绪活动都是由心主管的。当心气平和之时，人的情绪才会安宁，思维活动才会正常；反之，就会出现心浮气躁、思维混乱的状况。

夏季属火，内应于心，心属火。也就是说，夏天气本来就旺盛。这个时候，如果外界气温太高，“天人相应”，就会助长心气，心气过盛就会扰动心神，出现火气大、思维混乱这样一些状况，就是很常见

的事情了。此时可以适量服用西洋参。西洋参的服用方法很简单，一般药房都有西洋参切片，去买一点来，每次取 2 ~3 克，当茶泡着喝，或者煮粥，都是可以的。还可以取西洋参 10 克，蜂蜜、冰糖适量，先将西洋参加水，用文火炖煮，直到飘出参味，倒在碗里等参汤凉了之后，再加蜂蜜和冰糖调服。不一定非要一次吃完，也可以放在冰箱随时服用。

西洋参的药性与人参有相似之处，但是人参侧重提气助火，西洋参更能滋阴降火。古代医书中有记载：“西洋参性凉而补，凡欲用人参而不受人参之温者皆可用之。”补而不燥就是西洋参最特别之处，在暑热季节可以起到很好的“清火”作用，用它来“清补去火”再好不过了。西洋参可平缓情绪、增强记忆、安神助眠。用西洋参的同时配合按摩神门穴（腕横纹小指对着的地方）十几分钟，有助于安定心神，缓解“情绪中暑”带来的诸多问题。

睡午觉也是平稳心绪的方法之一。夏季白天时间长，人们晚上入睡也较其他季节更晚。所谓“长夏一夜，不敌残冬半夜”，睡觉不足，第二天难免神情恍惚、精力不支。而且夏天的时候人们多爱出汗，耗散心阳。中午小睡便可补充心气，心气充沛则情绪安宁。

日常生活中，我们还要懂得调节自己的情绪，做到静心、安神、戒躁、息怒。所谓“心静自然凉”不是没有道理的。正如《摄生消息论》中所言：“宜调息静心，常如冰雪在心，炎热亦于吾心少减，不可以热为热，更生热矣。”只有这样，才能真正体会到养生的真谛。

节气养生锦囊

情绪中暑的饮食调节：调整饮食，清淡为主。多吃清火的食物、多喝清火饮料，如新鲜蔬菜、水果、绿茶等，避免吃过凉的食物。饮食要清淡，尽量减少进食油腻食品，少吃辛辣食物，多吃一些西瓜、黄瓜、丝瓜、冬瓜、苦瓜、番茄等。这些食物不仅能防暑，还能增进食欲，有助于减少情绪烦躁。

4. 小暑炎热，少动多静常护心肝

小暑正值初伏前后，此时已是绿树成荫，局部地区气温高达 30 摄氏度。小暑时节，暴雨经常会在大部分地区降临。

由于天气炎热，很多人都会在这个时候感到疲倦乏力、心烦不安，很容易情绪失调。从养生的角度来说，此时需要心平气和，多静少动，注重自我修养，固护阳气，让心脏保持活力。

《灵枢·百病始生》中指出：“喜怒不节则伤脏。”这是因为人体的情志活动与内脏有密切关系，有一定的规律。不同的情志刺激可伤及不同的脏腑，产生不同的病理变化。

情志方面，怒为肝之志，小暑期间养生要注意节怒，防止肝脏受到损伤。肝脏承担着人体的各种代谢、解毒及免疫功能，太过炎热的天气会对肝内血流、能源造成影响，最终损害肝组织。再加上夏季昼长夜短，很多年轻人的夜生活丰富，经常熬夜，导致睡眠不足，会使肝脏血流相对不足，影响肝细胞的营养滋润。

有的肝细胞受损之后会很难修复，甚至会继续恶化。此外，饮食不节也会加重肝脏负担。夏季食物容易腐败变质，导致细菌、病毒滋生，如果吃了不卫生的东西，很容易刺激肠道，出现上吐下泻的症状，增加肝脏负担。如果肝功能不好，还会引发菌毒血症或病毒血症。

夏季排汗量大，肝病患者应注意适量补水，以促进血液循环和肝脏代谢。但是，补水也不宜过多，否则可能加重浮肿症状。太过冰凉的东西尽量少碰，如果多吃冷饮、冰西瓜，易引发胃炎，进而导致肝病复发。

“小暑过，每日热三分”，每年小暑以后，天气愈发炎热。民间有“小暑大暑，上蒸下煮”的说法。大量出汗会导致体内水和电解质丢失，并消耗大量的生命能源。肝脏是人体的“生命塔”，人体的各种代谢和解毒、免疫功能都靠肝脏承担。酷暑天气自然影响肝内血流、能源，最后损伤肝组织。

到了夏季，很多人喜欢喝冰啤酒，殊不知这样会对胃产生刺激，而且酒精会加重肝脏负担。此外，肝功能异常的人耐受能力比正常人低，应避免暴晒和长时间在高温环境下工作，否则很容易中暑。

肝病患者的饮食宜清淡易消化，避免过食油腻使肝脏负担加重，注意适当补充蛋白质、维生素、矿物质和纤维素。新鲜的水果、蔬菜、鱼、肉、蛋、牛奶都可以吃，但要适量，不要暴食暴饮。日常应注意休息，以免因过度劳累让肝脏出现缺血、缺氧的情况，导致本已受损的肝细胞坏死。此外，还可以通过药物来帮助修复肝细胞，中药制剂的葵花护肝片，对修复受损的肝细胞、阻断肝细胞纤维化有一定作用。

所以，没有肝病史的朋友也要做到饮食清淡，少吃热性水果，如桂圆等；多吃凉性水果，如西瓜、苹果、梨等。还要多吃瘦肉，少吃动物脂肪，不要吃肥肉，腌制食物也要忌口。

节气养生锦囊

夏季宜喝热茶：喝冷饮只能起到暂时解暑的作用，无法长久地起到解热、解渴的作用，而喝热茶对解渴非常有效。喝热茶可以刺激毛细血管，使其舒张，进而会使体温明显降低，是一个简单、易行的绝妙良方。

大暑

——平心气，防中暑

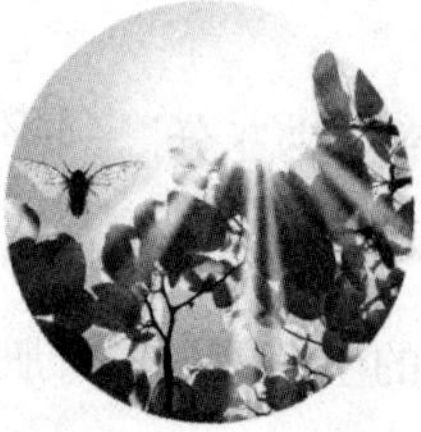

《枫桥夜泊》

——张继

月落乌啼霜满天，
江枫渔火对愁眠。
姑苏城外寒山寺，
夜半钟声到客船。

养生细节提醒：

◎如果出现全身乏力、头晕、恶心、心慌、胸闷、口渴、大量出汗、注意力不集中、四肢麻木等症状，则很可能已经中暑了。此时应当找个阴凉通风之处坐下来休息，适当喝些淡盐开水或绿豆汤、西瓜汁、酸梅汤等。

◎防中暑降温的药品，如藿香正气水、人丹、风油精等，应当常备在身边，以作应急之用。

◎及时补充水分，不要等到口渴再喝水，因为感到口渴说明已经严重缺水了。

◎外出的时候要尽量穿棉、麻、丝质的衣服，有助于散热。

1. 大暑热似火，暑气逼人多补水

大暑长昼酷暑，是一年中最热的节气，比小暑还热，因而称之为大暑。此时正值二伏前后，长江流域的许多地方，甚至出现40摄氏度以上的高温天气。在这酷热难耐的季节，防暑降温工作不容忽视。这个节气雨水多，谚语说“小暑、大暑，淹死老鼠”。

大暑三候为：“一候腐草为萤；二候土润溽暑；三候大雨时行。”生物界中，萤火虫有两千多种，分水生与陆生两种，陆生的萤火虫产卵于枯草上，大暑时，萤火虫孵化而出，所以古人认为萤火虫是腐草变成的。《红楼梦》中最短的一个谜面便是“花”，答案为“萤”，即取其“草化为萤”之意。第二候是说天气开始变得闷热，土地也很潮湿。第三候是说时常有大的雷雨出现，大雨使暑湿减弱，天气开始向立秋过渡。

夏季养生，补水是重中之重。人体总重中，水占70%，人体新陈代谢的过程也离不开水，水还是体液和细胞的重要组成部分，对人体体温的调节起着重要作用。从人体消耗水分的角度来看，夏季人体的排汗量、蒸发量都非常大，因此养生的过程中，补水是非常重要的环节。

传统的养生方法中，饮用冷开水是非常值得提倡的，实验也证实，把冷开水与普通水相比，氯气含量减少了1/2，水的黏滞度、密度、表面张力、导电率等理化特性也都发生了改变，如同生物活性细胞里的水，很容易透过细胞而具有奇妙的生物活性。

经验证明，每天早晨喝一杯新鲜的凉开水，几年之后就会有神奇的益寿功效。日本的医学专家曾经针对460名65岁以上老年人进行调查，发现五年里每天早晨坚持喝一杯凉开水的人中，82%的人精神饱满，牙齿不松动，面色红润，每天都能走 10 千米路程，而且这些人没生过大病。可见，水对人体的所有器官都很重要。

大暑气候炎热，酷暑多雨，暑湿之气很容易乘虚而入，暑气逼人，心气容易亏耗，特别是老人、儿童、体虚气弱者在此时会更加难过，容易出现中暑、疰夏。如果感到自己明显出现乏力、头昏、心悸、胸闷、注意力不集中、大量出汗、四肢麻木、口渴、恶心等症状，多属于中暑先兆。一旦出现上述症状，要立即将患者移至通风处休息，给患者喝些淡盐水或绿豆汤、西瓜汤、酸梅汤等解暑降温。这就说明了水的降温解暑作用。

节气养生锦囊

喝水不喝甜和凉：各种甜饮料高糖、高能量，营养素也比较单调，并不推荐大量饮用，更不能用来代替白开水。喝凉水会使胃肠黏膜突然遇冷，从而使原来开放的毛细血管收缩，引起胃肠不适甚至腹泻。而过烫的水进入食管，易破坏食管黏膜，诱发食管癌。

2. 夏季三伏灸，选对穴位驱寒邪

一年中，阳气最盛的节气要数大暑。大暑时节天气非常炎热，会让人感到不适，但有一个好处，此时是实施冬病夏治或寒病热治的“三伏灸”的最佳时节。清朝初期的张璐著的《张氏医通》一书中就有在夏日“三伏”中，采用白芥子涂法来防止哮喘复发的相关记载。在我国传统医学中，三伏灸是最有特色的伏天保健疗法，和现代的预防医学有异曲同工之妙。

三伏灸就是借助三伏天的炎热气候，再敷以辛温、逐痰、走窜以及通经平喘的药物，来使药物的效能得到提高，以温阳利气，将内伏寒邪驱散，促进肺气的正常升降，以温补脾肾，使机体的抗病能力增强，对这些疾病的发生起到预防作用。到目前为止，哮喘、过敏性鼻炎仍然是很难医治的疾病，病程短的几年，长的可达几十年，而且会反复发作，在正气虚的时候容易诱发，中医的观点是："邪之所凑，其气必虚。"所以，患者一定要耐心治疗。从各地的天灸经验可知，贴药治疗的年限越长，次数越多，疗效就会越好，所以三伏天贴药一定要坚持进行。

三伏灸的主要方法是将药物贴敷在人体穴位上，由于贴敷的药物很多都有刺激性，所以一般选择在背部穴位进行贴敷。但是，根据不同的人和不同的疾病，选择的穴位、药物也会有所不同，用中医的话说就是"辨证"选穴、选药。

三伏灸的具体操作方法：借助一年中阳气最旺盛的三伏天，以所要预防的疾病为根据，在对应的穴位上贴中药，起到灸治的疗效。三伏灸对时间的规定是非常严格的，也就是初伏、中伏和末伏。"三伏"就是三个农历节日，古医书上记载，伏日是庚，庚属金，和肺相配，我国传统医学认为，寒来暑往，时序变迁，和人体的关系是非常密切的。

《内经》指出，"春夏养阳"对冬天疾病的发生有预防作用，过敏性鼻炎、哮喘以及身体虚弱容易感冒都属于肺经范围的疾病。以慢性支气管炎为例，可以选择内服外用并举的方法：内服温肾壮阳的左归丸或者金匮肾气丸等，每日服用 2 次，每次服 1 丸即可，连服 1 个月。外敷药可以选择白芥子 18 克、甘遂 8 克、细辛 10 克、元胡 13 克，将四味药同研成细末，用姜汁调糊，然后分成 6 份，每次取一份放在直径为 5 厘米左右的塑料薄膜或油纸上，贴在后背的心俞、肺俞、膈俞穴上或者贴在两侧的百劳、肺俞、膏肓穴上，以胶布固定住。通常要贴 4 ~6 小时，如果感觉灼痛，可以提前取下，如果局部微痒或者感觉温热舒适可以多贴几小时。但是要注意，每个伏天都贴一次，每年贴 3 次，连续贴 3 年。这种内、外结合的方法可以使症状有所缓解。

节气养生锦囊

适当补充蛋白质：大暑时节，人体新陈代谢会增快，消耗的能量大，所以要酌量增加蛋白质的供应量，每天应摄入 100 ~ 120 克。可以从豆制品中获得植物蛋白，从乳制品中获得动物蛋白，或者适当吃点鸭肉、鸡肉、瘦猪肉、鸽肉等肉类，以获得动物蛋白。

3. 汗为心之液，夏季多汗要警惕

出汗是人与生俱来的生物特性，是很自然的一件事。比如林语堂的《大暑养生》开头一句就讲：“出汗为人权之一，人不出汗，有伤天赋。”把“天赋人权”这个政治术语和风马牛不相及的“出汗”连在一起，真是令人忍俊不禁。文学作品中写汗的，林语堂并不是唯一，鲁迅先生的《文学与出汗》中就有：“譬如出汗罢，我想，似乎于古有之，于今也有，将来一定暂时也还有，该可以算得较为‘永久不变的人性’了。然而‘弱不禁风’的小姐出的是香汗，‘蠢笨如牛’的工人出的是臭汗。不知道倘要做长留世上的文字，要充长留世上的文学家，是描写香汗好呢，还是描写臭汗好？”以出汗论人性，真是好不精辟！

天气热的时候会出汗，锻炼累了会出汗，有时候被吓着了还会“吓出一身冷汗”。出汗可以有效调节人的体温，同时排泄体内毒素和废物。夏天，有的人几乎每天都待在空调屋里，虽然没有出汗，但却憋得慌。也有的人习惯于回到家中，先不开空调，煮一壶热茶喝下去，大汗漓淋，过一会儿再去洗个澡，好不痛快。可见，出汗是必需的。

但是，流汗不能多，流多了会伤身体，尤其会伤心。中医讲，“五脏化液，心为汗”，还有“惊而夺精，汗出于心”的说法。汗液是人体内的津液在阳气的蒸腾汽化作用下，从汗孔排出体外的液体。所谓“汗血同源”，一方面，血乃津液所化生，赤为血，血液通过心脏的搏动输送至全身，循经脉营血而周流，濡润筋脉、温煦肌肤；另一方面，随卫气、腠理而散发为汗。所以，中医上还有“在营为血，在卫为汗”的说法。血与津液的生成都来源于人体摄入的营养物质，二者能够在血脉内外相互渗透、互相补充。

心主一身血脉，“心之所藏，在内者为血，发于外者为汗，汗者心之液也”。汗流多了，实际上是损伤津液，津液损伤，血的化生就会受到影响，进而影响到主血的心脏，耗散心气，造成心血虚，出现心悸气短、神疲乏力等症，也就是“夺血者无汗，夺汗者无血”。同时，流汗过多还能使阳气随汗而泄，造成心气虚。

因此，不管是锻炼还是气温的原因，都要避免出汗过多。尤其是炎热的夏天，本就排汗量比较大，此时应适当吃些酸味食物，比如番茄、柠檬、乌梅、葡萄、山楂、菠萝、猕猴桃等。中医里讲，酸主收涩，还有滋阴的作用。适当吃一些酸味的食物，能够起到收涩固汗的作用，同时还能滋阴、生津止渴、健胃消食。在菜肴中加点醋，醋酸还可杀菌消毒防止胃肠道疾病发生。

平日里，如果有不正常的莫名其妙地出汗，中医称之为“汗证”，可以分为自汗和盗汗，那就要提高警惕，及时就诊。

自汗，是指在白天莫名其妙地出汗，一运动就会出更多的汗。汗为心之液，属阴，“阴中无阳则阴无所主，而汗液随卫气外泄”，如人体的正气不足，阳气不固，无法固护体表，津液失去约束就会外泄。

盗汗，是人在睡觉的时候不知不觉地出汗，一醒来汗就停止的一种状况。这种情况多是阴虚，无法制约体内之阳而生内热，人入睡时卫阳由表入里，肌表不固，内热就会蒸腾津液外泄而导致出汗，人醒来，卫阳迅速跑到体表，汗就会停止。

虽然二者在病因上有所不同，但是时间一长，都会伤及心。所以，一旦出现问题就要尽早解决。当然，病因不一样，治疗的方法自然也是不一样的。

阳虚自汗，用玉屏风散来治疗。防风 15 克，黄芪、白术各 30 克。将这三种药材放在一起研为细末，每次取 6 ~ 9 克，用大枣汤送服，每天 2 次。当然，也可在市面上买中成药玉屏风口服液、玉屏风丸、玉屏风散都可以。方中黄芪实卫，得防风则使邪去而外无所扰，得白术以补中固里，使脾健内有所据守。这也就是所谓的“发在芪防收在术”，内外兼顾，是固表止汗的良方。服用以后，补气固表，不让汗水自己往外淌。

盗汗患者，可以用浮小麦来治疗。先把浮小麦炒焦，研为细末，每次取 6 克，用米汤调服。浮小麦就是泡在水中干瘪轻浮的小麦，具有补心敛汗的功效。或者取适量的五倍子研末，装在瓶中备用，每天睡觉之前，取适量的五倍子粉末用醋调匀敷在肚脐眼上，用胶布固定之后，第二天早晨洗干净，直到痊愈。

节气养生锦囊

出汗后别冲凉：人体充分运动后会大汗淋漓，全身的毛孔都打开了，以利于身体散热。如果遭遇过冷的刺激，体表已经开放的毛孔就会突然关闭，造成身体内脏器官功能紊乱，大脑体温调节失常，导致生病，通常会发生“热伤风”，也就是夏季感冒，甚至还会导致更严重的疾病。正确的方法是等身上的汗液干了之后，再用温水冲澡，水温宜高于体温1~2摄氏度。

4. 大暑莫贪凉，女孩大暑防宫寒

大暑季节炎热，但是女孩子们都很开心，因为她们终于可以穿短裙短裤，露脐露背露肩膀了，曼妙的身姿一览无余。年轻的女性可能觉得这没什么，只是认为自己时尚新潮。但是稍微有些养生经验的女性就会明白，大暑看着热，但也不能过于清凉，否则会疾病丛生。

对于女性来说，如果出现痛经、黄褐斑、性冷淡、月经延期、闭经、腰膝酸冷、四肢不温等症状的时候，更要引起注意。如果每次月经到来时经血颜色黯黑、白带色白清稀，而且有腥味，脸上也会黯黑或者苍白无华，舌色黯淡，如果出现这些情况，基本可以断定是宫寒。那么，应该如何解决宫寒的问题呢？首先就是少食生冷，遇到阴冷的天气先喝一杯红糖姜茶化解寒气。红糖姜茶的冲泡方法非常简单，直接将少许红糖和一片生姜放到干净的杯子中，倒入适量开水冲泡即可。

其次，无论是穿吊带还是穿短裙，必须准备外套或披肩遮盖住肌肤裸露的地方，比如肩颈、腰腿、膝盖甚至脚，都是不能着凉的。怕冷的女性，丝袜也是防寒的工具，最好选择连体丝袜，这样从脚到腰都能护到。在空调房待久了还应出去走走，有助于发散体内的寒气。

有的女性热衷于减肥瘦身，为了追求骨感美，想要通过节食、减肥药来达到快速瘦身的目的，这些做法虽然可以在短时间内达到预想中的效果，但代价也是惨重的：导致自身免疫力下降，进而使得寒邪乘虚而入，无形之中对子宫造成了伤害。其实减肥的最佳方法就是——控制饮食、合理锻炼，这种减肥方法不仅有效，而且能提高机体抵抗力，防止各种疾病趁机侵袭。

还有一种方法可以有效改善供血，每天晚饭后半小时光着脚在鹅卵石上走一走，这样不仅能刺激脚底经络和穴位、疏通经脉，还可以改善血液循环、祛除寒气，让全身都变得温暖起来。

节气养生锦囊

红花暖宫蛋：取鸡蛋1枚，磕破一个口，放入1.5克红花，搅匀蒸熟即成。月经来潮的第二天开始吃，1天吃1个，连吃9天，然后等下一个月经来潮的第二天再开始服，持续服3～4个月经周期，可以疏散瘀血、温暖子宫。

立秋

——敛肺气，调精神

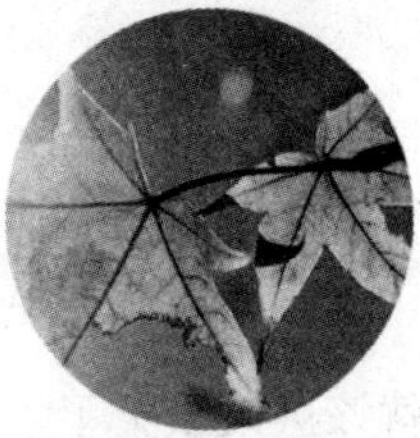

《早秋客舍》

——杜牧

风吹一片叶，
万物已惊秋。
独夜他乡泪，
年年为客愁。

养生细节提醒：

◎起居宜早卧早起。早卧有助于阳气之收敛，早起有助于阳气之舒张，促进肺气之舒展，防止收敛太过。

◎着装上适当“秋冻”。穿衣适当冻一冻，能加速皮肤新陈代谢，增强机体耐寒能力。特别是冷水浴，符合“秋冻”的养生法则，可以从此时开始坚持练习。

◎注意防暑降温，及时补充水分，适当喝些淡盐水、绿豆汤，多吃些蔬菜和水果。

◎立秋之后非常适合进行一定的运动锻炼，但是运动量不宜过大，宜选择平缓的有氧运动，如慢跑、散步、乒乓球、羽毛球等，适时有度地进行。

◎立秋之后，人的食欲会增强，但饮食上要注意避免暴饮暴食，避免吃口味太重的食物，而且要少吃过凉、不易消化的食物。

1. 立秋起居宜收养，“与鸡俱兴”最得宜

夏天一过，就该进入秋天了。立秋，“秋”就是指暑去凉来，意味着秋天的开始。顺应四时来养生，每个季节的节令都不一样，入秋，自然也有自己独特的养生原则。

《月令七十二候集解》中讲：“秋，揪也，物于此而揪敛也。”“揪”，表示抓住或者扭住，好比把一个拳头大的馒头捏成一手腕大小的面团，“敛”也就是收敛。总的来说，立秋是由热转凉的交接节气，阳气渐收，阴气渐长，是人体阴阳代谢出现阳消阴长的过渡时期。“秋者阴气始下，故万物收”，阴主收敛，入秋养生，就是要以“收”为最基本的原则。

立秋开始，大自然阴气渐盛，进入了秋凉时节，明显感觉早晚温差大了。不过，这个时候虽然天凉，但是还不至于“寒”，在衣着上不用急忙换上秋装。衣服穿多了，身热汗出耗伤阴津，导致阳气外泄，反倒违背了秋天养生的原则。

在起居方面，还提倡“早卧早起，与鸡俱兴”，早卧以顺应阳气之收敛，早起为使肺气得以舒展，且防收敛之太过。也就是说，立秋后，在睡眠时间上应当调整一下，由夏天的“晚睡早起”调整为“早睡早起”，早睡能够顺应阳气的收敛，早起能够肺气舒展，以防阳气收敛太过。

现在的人在睡眠问题上最不讲究。很多人都是听别人讲，你每天需要睡够 7 小时，或者 8 小时。有的人就会认为，反正我家离公司很近，凌晨 1 点睡，第二天早上 8 点起，睡睡时间足够了。但是，从养生角度

来说，这样理解不对的。就好像播种庄稼要赶农时，误了农时，就算让庄稼长够了时间，到最后也没有收成。

这里讲的“早睡早起”究竟如何去界定呢？“与鸡俱兴”。鸡在晚上是看不见东西的，天一黑就会回到窝里去休息，秋天天黑，差不多就是19点多。中医把亥时，也就是晚上19点到21点称为“人定”。人定，意思就是，此时夜色已深，人们也已经停止活动，该安歇睡眠了。《孔雀东南飞》有这样两句诗叫：“奄奄黄昏后，寂寂人定初。”所以说，要在晚上9点之前睡觉，才称得上是真正的早睡。

“闻鸡起舞”，闻鸡叫如闻闹钟响，立即翻身起床。“三更灯火五更鸡”，“五更”指的是凌晨3~5点。当然，凌晨三四点起床显然是比较早，这时室外凉意重，对身体并不好，五更一过，也就是凌晨五六点起床，就可以了，称得上早起。这样算起来，一晚上也睡了八九个小时，而且不单单是八九个小时的量，是十分有品质的。现代恐怕没几个人能做到这样，即使做不到这么好，睡觉最晚也不能超过晚上11点。晚上11点过后就是子时，子时初阳生，要是这个时候不睡觉，就会对阳气造成损伤，不利于养生。

夫妻房事上也要顺应这种天地之气。有心人会发现，到了秋天，人的性欲不如春夏之际，会有明显的减退。这个季节，有些男人会出现阳痿的症状，这跟季节有关，完全不用惊慌。同样的，女性进行房事之时可能出现阴道干涩的状况，是因为入秋燥气比较严重，“燥胜则干”。出现这样的状况，夫妻之间可以用增加房事前戏来达到性生活和谐的目的。

但是，必须提醒的是，秋季养“收”，房事本身就不能像春天生发之性的冲动，也不能像夏天阳亢之性的兴奋，而是要有所收敛、减少。性欲不高的时候不要勉强行房，那样于身心都是不利的。

总的来说，秋季养生，就要“低调”一点，把自己身体内的阳气收起来，避免散失，为“冬藏”做准备。

节气养生锦囊

立秋运动宜缓：立秋时节，人体的阴精阳气开始处于收敛内养的状态，故运动养生也要顺应这一原则，在运动中应避免动之过剧，造成阳气伤耗。入秋，人的血液循环等生理功能趋向减弱，因而又需适当增加运动量，以加强心肺功能。气功、慢跑、太极拳、户外散步等运动讲求形动而心静，动而不乱，和缓不剧烈，静而不躁，使志安神宁。既能增强人体的生理功能，以应秋凉，又不会导致阴津阳气的伤耗，以应秋收。

2. 立秋谨防“秋老虎”，防湿防邪防中暑

立秋时节，国内的大部分地区气温开始从炎热向寒冷过渡，但晴天下午的炎热程度仍然不亚于暑夏之际的午后。此即为人们常说的“秋老虎，毒如虎”的现象。此时，天气虽有了凉意，但由于还有一个伏天——末伏没有过去，所以形成了一种立秋时节独特的气候现象——白天天气炎热，而早晚却比较凉爽。

“早晨立了秋，晚上凉飕飕”“立秋一日，水冷三分”都是对这种气候特征的写照。在这个忽冷忽热的时节，中暑这一难受的现象不但没有远离人们，反而发作得更加频繁。但是，秋季的这种中暑和夏季可不一样，夏季人们中暑，多为阳暑。而秋季频发的却是阴暑。它们两者之间有什么区别呢？

阳暑是由酷热所造成的，多因暑热伤人，耗气伤阴，暑又多夹湿导致，所以阳暑的主要症状为发热、浑身困重、出虚汗、腹泻、头昏

甚至昏厥、抽搐等。中医是这样论述阴暑的：“静而得之”，“避暑乘凉得之”，意思就是阴暑是由过于避热贪凉引起的。因为暑热湿盛时，人们的毛孔是打开的，腠理疏松。此时如果突然受凉，风寒湿邪等就会长驱直入，从而引发中暑症状。这种中暑的主要症状有腹痛腹泻、全身酸痛、恶心、高热等。通常在睡眠、午休和纳凉之时，或者是过于避热趋凉而得病，比如夜间露宿室外，或运动劳作后立即用冷水浇头冲身，或立即快速饮进大量冷开水或冰镇饮料，或睡眠时被风扇强风对吹而引发。

立秋之后，白天气温很高，而夜间气温明显下降，昼夜温差加大，皮肤腠理开合频繁。此时如果贪图寒凉，一热一凉之间让虚邪贼风有机可乘，就会加大“伤阴暑”的可能。所以，立秋之后同样需要预防阴暑。那么，究竟该如何预防“秋老虎”伤人呢?

✻ 主张“秋收”

立秋后，天气会从热转寒，养生总则也应该由夏季的“夏长”转化为秋季的“秋收”。具体到生活细节上，需要注意穿衣、盖被，千万不能贪图寒凉。中医学认为，人入睡后，腠理一般打开着，此时风、寒邪非常容易乘虚而入，侵扰人体的健康。

✻ 多喝水

水分蒸发可带走热气，所以要多补充水分，不要等到口渴时才想起喝水。出汗较多时可适当补充一些盐水，以弥补人体因出汗而失去的盐分。一次性大量饮水的行为不可取，运动中或运动后一次性大量饮水，只会给血液循环系统、消化系统，尤其是会加重心脏负担，从而让人更加疲劳。一次性大量饮水导致的结果只能是出汗更多，盐分进一步流失，容易引发肌肉痉挛。所以，喝水切勿过快过急，要把握节奏掌握好饮水量，一天的饮水量在2000～2500毫升为宜。

✲ 常刮痧

无论是阴暑还是阳暑，都可以通过刮痧来进行治疗。具体做法是：将食指、中指屈曲，蘸点水，在人的前额印堂处、项后风池下及颈部依次进行刮拭。刮痧手法要轻，时间一般为每个部位刮3～5分钟，你会听到“叭叭”响的声音，然后会有一道道红紫色刮痕从捏处沁出。如果不出痧或出痧少，也不必强求出痧，以感到舒服为原则。

需要提醒大家注意的是，有严重心脑血管疾病、肝肾功能不全、全身浮肿者和孕妇，均不适宜刮痧。刮痧时，空调风扇不能直接吹刮痧部位，刮痧出痧后30分钟以内，忌洗凉水澡。前一次刮痧部位的痧斑未退之前，不宜在原处再次刮痧。刮痧出痧后，最好饮一杯温开水。

节气养生锦囊

立秋以多酸少辛为总体饮食原则，秋季燥邪当令，饮食方面还要滋阴润燥，宜避免食用燥热、辛辣的食物，适当吃些如柠檬等酸味食物。另外，秋天以干燥为主要气候特点，这和炎夏不同，空气中缺少水分，同样，人体也易缺少水分。为适应秋天干燥的特点，我们必须常常为自己“补液”，以缓解干燥气候对人体的伤害。

3. 立秋养生先养肺，添衣还需等一等

《管子》指出：“秋者阴气始下，故万物收。”意思是说，秋天阳气渐收，阴气逐渐强大起来；万物成熟，就到了收获之季。从气候特点来看，秋季由热转寒，即“阳消阴长”的过渡阶段。人体的生理活动，随“夏长”到“秋收”而相应发生改变。

《黄帝内经》有“秋冬养阴”的记载，所谓秋冬养阴，是指在秋冬

养收气、养藏气，以适应自然界阴气渐生而旺的规律，从而为来年阳气生发打基础。所以，秋季饮食养生皆不能离开“收养”这一原则。也就是说，秋天养生一定要把保养体内的阴气作为首要任务，不应耗精而伤阴气，饮食之味宜减辛增酸。肺主管人体各种生理功能的调节和代谢。另外，肺为“相傅之官”，对心脏有协助作用，肺统领人一身的“气”。

《灵枢·九针论》中有“肺者，五脏六腑之盖也”。肺为白色分叶状，位于胸腔，覆盖着心脏，连接气道，开窍于鼻。肺主管呼吸，主要功能活动为呼出体内浊气、吸入自然清气，完成体内外气体的疏通和交换，促进人体宗气的生成。

《素问·四气调神大论》明确指出秋季应早睡早起，这是适应秋季养生之道的起居方式。早睡早起的目的是顺应秋季，人体阴精随着自然界阴阳的变化而收敛于体内，呈现出阳气舒展的状态。早卧，以顺应秋季阴精的收藏之象，以养“收”气；早起，以顺应秋季阳气的舒展，使肺气得以宣发、肃降。这样就能与秋季自然界的规律相呼应，实现“秋季养收”的目的。秋季气候宜人，夜间更为凉爽，加上秋虫啾啾之声，也易催人入睡，故宜早睡，保持充足的睡眠，以补炎夏睡眠之不足。这也是增强体质、预防秋季感冒的有效方法之一。《老老恒言》卷一中写道：“秋宜早卧早起，逆之则伤肺。”

《类证要诀》说：“秋冬任晏眠，晏忌日出后，早忌鸡鸣前。”即秋季早起应在日出前而不宜太晚。秋冻，就是“秋不忙添衣”，但这要看情况灵活掌握，不能死搬教条。初秋，暑热未尽，凉风时至，衣被要逐渐添加，但不可一下加得过多，捂得太严。晚秋，穿衣可略少，有意识地让身体“冻一冻”，但要有限度，以自己能接受，不会“冻”出毛病为度。这样可避免因多穿衣服导致身热出汗，汗液蒸发，阴津耗伤，阳气外泄。“秋冻”不仅顺应秋天阴精内蓄、阳气内收的养生需要，也为冬季藏精做好耐寒力的准备。

“秋冻”不仅局限于未寒不忙添衣，还可引申为秋季的一种养生法则。例如，睡觉不要盖得太多，多盖容易导致出汗伤阴耗津。各种运动锻炼，如打球、爬山、散步等，无论何种活动都应注意一个“冻”字，尤其是冷水浴，是符合“秋冻”的有效方法，应长期坚持，不要间断。耐寒锻炼十分重要，耐寒力是抵御疾病的一种抗力，尤其在冬季更重要。耐寒锻炼应始于初秋，可循序渐进地坚持，从冷水洗脸、擦身，到冷水浴，直到冬泳。

节气养生锦囊

养肺食材大盘点：秋天燥邪为盛，最易伤肺阴。此时可以通过食疗达到生津润肺、补益肺气的目的。常见的养肺食材包括：乌骨鸡、猪肺、燕窝、银耳、蜂蜜、芝麻、豆浆、藕、核桃、薏苡仁、花生、鸭蛋、梨等，但要结合个人体质和肠胃功能酌量选用。

4. 立秋不宜大补，清补最宜脾胃健康

人们称夏季为“苦夏”。由于天太热，人们经常产生厌食之感，什么都吃不下去。每日除了花样翻新地吃一些过水面、绿豆粥以外，对别的食物都提不起兴趣。这既是一种季节反应，同时也是一种心理反应。到了立秋，虽然气温依旧很高，但毕竟凉爽的秋天快要到了，人们身上的湿黏不适之感也有所减轻，于是就开始萌发了要吃点美食的想法，以补偿入夏以来的亏空，吃什么呢？

在过去，就有立秋“贴秋膘”的说法，即在入秋的时候吃味厚的

美食佳肴，而首选就是吃肉。通过吃肉的方法把夏天身上掉的膘重新补回来，这就是人们常说的“贴秋膘”。这种习惯不知是从什么时候开始的，但却一直流传到了今天。立秋这一天，普通的百姓家吃炖肉，讲究点的吃切肉、红焖肉、红烧鱼、炖鸡、炖鸭等。

虽然立秋标志着秋季的开始，但是立秋之后气温还比较高，空气湿度较大，再加上在夏季人们常常因为过食冷饮，易出现脾胃功能弱的现象。如果这个时候大量进补肥甘厚味之品，就会加重脾胃负担，长期处在虚弱状态下的胃肠一下子无法承受，反而会导致消化功能紊乱。

贴秋膘虽然有益于恢复体力和体能，但是“无虚不补”是养生进补的原则之一。如果身体没有出现明显的气虚、血虚，就不需要进补。身体无碍的人，非要进补，轻了是拔苗助长，重了则可能火上浇油。本来没问题，反倒补出一些问题来。

过去，人们选择在立秋这天“贴秋膘”是为了长点脂肪，以备冬天御寒用，所以以吃肉为主。但是，无论在任何季节，体重突然增加或减少都会对人体造成不小的打击。大起大落的变化会使得人体被迫处于应激状态，很容易导致机体功能产生紊乱，也容易被疾病乘虚而入。更何况，过去“短衣少食”的时代早已远去，现代都市人群的日常饮食已经能为我们的身体提供足够的脂肪、蛋白质和营养。以往认为秋季来了，就应多吃肉类储备脂肪，以备过冬御寒之用的说法已经过时，不再适用于处于温室中的现代人。所以，“贴秋膘”对于本身就吃得不错的人来说，完全属于画蛇添足。即使是瘦削之人，也不见得一定需要“贴秋膘”。

初秋进补宜清补而不宜过于滋腻。日常饮食应食用一些润燥生津的食物，如梨、百合、莲子、银耳、大枣、藕、赤小豆、蜂蜜等。日常还可饮用麦冬菊花茶：取沙参、麦冬、菊花各10克，用适量水煲煮后加冰糖，可以润燥生津。

节气养生锦囊

谨记“秋瓜坏肚”：不论西瓜或香瓜、菜瓜，都不能多吃，否则会损伤脾胃阳气。夏令大量食瓜虽不至于造成脾胃疾患，却易使肠胃抗病力有所下降。立秋后再大量生食瓜果，势必更助湿邪，损伤脾阳，腹泻、下痢等急慢性胃肠道疾病也会随之发生。

处暑

——敛肺气，保睡眠

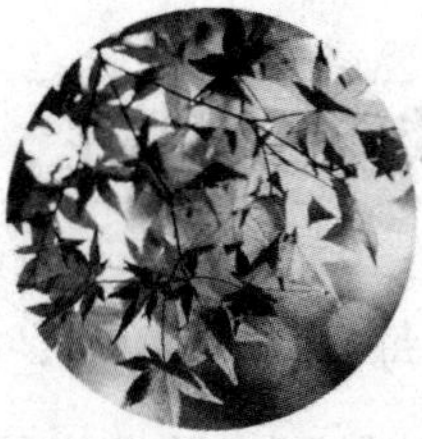

《长江二首》

——苏泂

处暑无三日，
新凉直万金。
白头更世事，
青草印禅心。

养生细节提醒：

◎要改变夏季晚睡的习惯，最好每天多睡 1 小时，晚上 10 点前入睡最好，而且要做到早起，早晨 5 ~ 6 点起床为宜，有助于预防“秋乏”。

◎睡觉的时候关好门窗，腹部要盖上薄被，防止脾胃受凉。

◎为了对抗“秋燥”，最好多喝些温开水或者加入少许盐或蜂蜜的温开水，尽量少吃油炸、烧烤及热性的食物，可适当多吃些新鲜果蔬，以滋阴养肺、润燥生津。

◎白天只要不是很热，不宜开空调，可以开窗换气。

1. 处暑炎热依然在，修复防晒别忽视

处暑节气在每年 8 月 23 日，处于太阳黄经 150°。“处”有躲藏、终止的意思。“处暑”表示炎热暑天结束；也含有秋季又见暑热气候，仅次于夏季的含义。

处暑三候为：“一候鹰乃祭鸟；二候天地始肃；三候禾乃登。”此节气中老鹰开始大量捕猎鸟类，并且先陈列如祭而后食。接着天地间万物开始凋零，充满了肃杀之气。《吕氏春秋》上说：“天地始肃，不可以赢。”即是告诫人们秋天是不骄盈且要收敛的季节。第三候“禾乃登”的“禾”指的是黍、稷、稻、粱类农作物的总称，“登”就是成熟的意思。

《月令七十二候集解》中说：“处，去也，暑气至此而止矣。”处暑后太阳的紫外线辐射指数依旧较大，所以千万不要因为天凉快就忽视防晒，以防被“秋老虎”晒伤皮肤。

在户外时间过长，肌肤就容易出现红肿、刺痛、水疱、脱皮等现象，这都是阳光毒晒给我们留下的“纪念品”。一旦发现肌肤被晒伤，要赶快抢救。如果皮肤只是轻微发红或发烫，可取棉片蘸冰水外敷，直至皮肤恢复本来的颜色和温度为止。然后用温和的清洁乳清洗，再擦一些保湿水为皮肤补水，通常就没什么大问题了。

如果皮肤红肿，且有疼痛的感觉，证明皮肤已经晒伤了，这种情况下，光用冰水敷是不够的。可先用冰水敷，再涂抹一些天然芦荟胶来帮助皮肤降温、消炎。

如果皮肤表面出现了疹子或水疱，说明皮肤不止被晒伤，而且晒过

敏了。此时最要紧的就是避免让皮肤再次受到强烈阳光的伤害。清洁时也要小心，避免摩擦皮肤造成疹子或水疱破裂，以防造成进一步的感染。

大多数人在晒伤后，都会习惯性地涂抹一些晒后修复化妆品。事实上，与这些化学制品相比，我们日常生活中经常能接触到的一些绿色植物、蔬菜和水果，修复晒伤的本领也毫不逊色，往往也能收到意想不到的神奇效果。

✻ 黄瓜

黄瓜含水量大，富含的维生素 C 能增强皮肤的再生能力，既可补充皮肤失去的水分，又可治疗脱皮现象。皮肤晒伤后，可用黄瓜汁敷在疼痛的皮肤上 10 分钟，待清凉透入皮肤，疼痛自然就会消减。敷后要用水冲洗干净。

✻ 蛋清

蛋清含有丰富的蛋白质，可协助皮肤生长。

✻ 西瓜皮汁

西瓜皮汁具有清润的效果，暴晒后，可以用西瓜皮捣汁敷面约 15～30 分钟，再用清水洗净脸庞即可。为防止漏滴，可在西瓜汁中掺入蜜糖。

✻ 蜂蜜

蜂蜜含有丰富的维生素、葡萄糖等，能滋润美白皮肤，还有杀菌消毒的功效，能使晒伤处皮肤加速愈合，恢复光泽。

节气养生锦囊

酌情增减衣物："秋冻"不仅表现在未寒不忙添衣上，还要密切注意天气变化。添衣与否应根据天气的变化来决定，只是不宜添得过多，以自身感觉不过寒为准。初秋的天气变化无常，"一天有四季，十里不同天”“若要安逸，勤脱勤着”。因而应多备几件秋装，做到酌情增减，随增随减。特别是老年人，代谢功能下降，血液循环减慢，既怕冷，又怕热，对天气变化非常敏感，更应及时增减衣服。

2. 蜂蜜滋润姜生燥，少食辛辣安度秋

秋天最主要的气候特点就是空气干燥，缺少水分，人体同样也缺少水分。为了适应秋天干燥的气候特点，我们一定要经常给自己的身体“补补水”，以缓解干燥气候对于人体的伤害。

多喝水是对付“秋燥”的一种必要手段。但是对付秋燥不能只喝白开水，因为白开水喝得快，流失得更快。从养生学的角度来说，秋季最佳的饮水方法是：“朝朝盐水，晚晚蜜汤。”在白开水中加入少许食盐，可以有效减少水分的流失。白天喝点淡盐水，晚上喝点蜂蜜水，不但能为人体补充水分，还能防止因秋燥而引起的便秘，抗衰防老。

蜂蜜是大自然赠予人类的贵重礼物，从中医的角度上说，蜂蜜有强健体魄、提高智力、增加血红蛋白、改善心肌等作用，久服可延年益寿。《本草纲目》记载：“蜂蜜有五功：清热、补中、解毒、润燥、止痛。”现代医学也证明，蜂蜜对神经衰弱、高血压、冠状动脉硬化、肺病等均有疗效。秋季常服蜂蜜，不仅利于这些疾病的康复，还可以防止秋燥对于人体的伤害，起到润肺、养肺的作用。

立秋时节，正值季节更替，感冒等流行疾病多发，增强机体免疫力是应对流行病最好的方法，而食用蜂蜜就可以满足这一要求。每天适量吃些蜂蜜，可以逐渐增强人体的免疫力，提高机体抗病能力，将流感等

疾病侵袭拒之门外。

早晨喝蜂蜜最适宜，可以快速补充体能，使人一天都有充足的精神。不过，这个标准放在脾胃虚寒的人身上就不适合了。脾胃虚寒的人应该先吃些食物再喝蜂蜜，例如在早餐中加一杯蜂蜜水，或者是把蜂蜜抹在馒头或面包上吃，切忌空腹喝蜂蜜，否则容易导致拉肚子。

蜂蜜的种类有许多，包括槐花蜜、桂花蜜、枣花蜜等，不同花制成的蜂蜜，功效上也有些差异。所以，不同人群需要根据自身情况，挑选最适合自己的蜂蜜。桂花蜜有“金芙蓉”之称，素来是爱美女士的首选，因为它的润肤、美颜效果比较好。而爱上火的人，秋天更容易口干舌燥，出现上火症状。对于这些人而言，洋槐蜜更为合适，因为它的润肺、去燥效果都非常好。枣花蜜颜色偏深，果糖含量高，微量元素含量尤为丰富，具有安神、补血的功效，所以是中老年妇女、儿童和体弱者的理想食品。

有的人不直接食用新鲜的蜂蜜，而是把它用于烹调、熬甜品时做调味，或者是把蜂蜜倒入锅里熬一下，将原本质地稀薄的蜂蜜熬成黏稠的“熟蜜”再食用。对此，养生专家是不赞同的。因为蜂蜜中含有大量的营养物质，高温很容易破坏掉这些营养。这种用高温熬煮蜂蜜的方法并不可取。若要泡饮蜂蜜，最好将水温控制在60摄氏度以内。

秋燥时节，还要不吃或少吃辛辣烧烤之类的食品，这些食品包括辣椒、花椒、桂皮、生姜、葱及酒等，特别是生姜，这些食品属于热性，又在烹饪中失去不少水分，食后容易上火，加重秋燥对人体的危害。当然，将少量的葱、姜、辣椒作为调味品，问题并不大，但不要常吃、多吃。比如生姜，它含挥发油，可加速血液循环，同时含有姜辣素，具有刺激胃液分泌、兴奋肠道、促进消化等功能。

生姜还含有姜酚，可减少胆结石的发生。所以它既有利亦有弊，不可多吃。尤其是在秋天最好少吃，因为秋天气候干燥、燥气伤肺，再吃辛辣的生姜，更容易伤害肺部，加剧人体失水、干燥。古代医书有记载："一年之内，秋不食姜；一日之内，夜不食姜。"看来，秋天不食或少食生姜以及其他辛辣的食物，早已引起古人的重视，这是很有道理的。

因此，为了让自己的身体不受秋燥的伤害，当秋天来临之际，我们最好"晨饮淡盐水、晚喝蜂蜜水，拒食生姜"，如此便可安然度过"多事之秋"。

节气养生锦囊

开胃补身吃藕粉：把藕洗干净，连皮切成薄片，放到蒸笼蒸5分钟，然后取出来平铺在干净的纱布上晒干，然后捣成粉末即可。想吃的时候，用开水冲一小碗晶莹剔透的藕粉，或是在里面加一点蜂蜜、红糖或是桂花，既开胃，又补身体。

3. 运动保健最养身，宁心静气养精神

处暑过后早晚气温低，白天气温高。特别是经过几场秋雨，气温有所下降，在经历了炎夏的酷暑和湿闷后，人们倍感秋季的凉爽和舒适。宜人的秋季，也是锻炼身体的黄金季节。

运动是获得健康最为简便易行、最为有效和最经济的手段。运动不但有助于改善体质，而且可以消除精神紧张和焦虑。俗语说"药补不如食补，食补不如锻炼"。处暑时节，早、晚天气凉爽，可外出跑步、打拳、做操、爬山。平时多伸懒腰也有解秋乏的功效。下午工作、学习的时间长了，伸个懒腰，立马就会神清气爽、舒服自在。即使在不累的时

候，有意识地伸几个懒腰，也会觉得轻松。这是因为伸懒腰能适当增加胸腔对心、肺的挤压，促进心脏泵血，增加全身的供氧量。大脑血流充足了，人自然会感到清醒、舒适。登山运动非常适合秋季，高山上的树木和林中的许多植物都能产生有抑菌、杀菌功能的挥发性物质，而且高山上噪音小、空气好，有助于身心健康。

处暑时节，自然界出现一片肃瑟的景象，人们易触景生情而产生悲伤的情绪，不利于人体健康。因此，处暑时要注意收敛神志，使神志安宁。比如，可以和家人或朋友一同外出游玩，欣赏大自然中的美景，也可以和家人一起去参加采摘活动。

由于秋乏来袭，很多人经常会感脑力和体力不足，容易疲劳，工作效率低下，爱打瞌睡，并常有头痛等躯体不适感和睡眠障碍，但是没有器质性病变存在。所以，平时要尽量避免精神紧张，学会适度缓解压力，防止由于压力过大导致的失眠和情绪烦躁。中医有“常笑宣肺”一说，人们在笑中会不自觉地进行深呼吸，使肺气通畅。

此外，处暑时节气候逐渐干燥，此时可以通过吞咽津液来滋阴养生。在古代，唾液被誉为“金津玉液”，而且有非常神奇的保健养生功效。唾液或多或少都会影响人体的健康。古代养生学家认为，唾液是不能随意浪费的，它是构成人体生命的重要的物质基础之一。

道家创始人老子认为，灵丹妙药都不如自己的津液更有益于身心，所以，他一直主张咽津养生。唐代名医孙思邈在《养生铭》上也提到“晨兴漱玉津”能祛病益寿。扣齿咽津的具体操作：每日清晨洗漱后，用舌尖微顶上腭，有津液涌出，待充满口腔后用舌搅拌数次缓缓咽下；或在闲暇之时，用舌头绕触口齿，待口内唾液聚满，鼓漱几遍后徐徐咽下，长期坚持，有强身健体的效果。

节气养生锦囊

秋季良药话百合：秋季，干燥的气候条件很容易影响到人的肺部，引起口干咽燥、咳嗽少痰等症。百合味甘微苦，性平，能入心经肺，润肺止咳，清心安神，有效治疗燥热病症。用百合和粳米熬粥，清香可口，生津补阴，适宜老年人和久病体虚者，尤其是心烦失眠、低热易怒者。

4. “秋乏”来袭，调养脾胃补元气

俗话说得好，“春困秋乏夏打盹，睡不醒的冬三月”。秋凉时节，不少人都会感觉昏昏沉沉的，像是没睡醒一样，身体十分疲累，这就是“秋乏”。

秋乏最根本的原因就在于人体“元气”不足。元气是人体生命活动的原动力，推动人体的五脏六腑正常运行。元气来源于先天，受之于父母。俗话说，“母壮则子肥”，父母身体壮，那么生下的宝宝就会特别健康。这就相当于父母在孩子出生前预备的一笔财富。孩子生下之后，不停地消耗这笔财富，财富耗尽时，生命也就不存在了。

先天之气越用越少，只能通过后天之气不断补充。脾胃称为后天之本，脾胃之气为“中气”。脾胃强壮气就足，人的精神自然也会特别好。如果后天之气不足，没有办法培补先天，人就会出现疲惫倦怠的状况。可是，在夏天，大多数人由于天气炎热而喜欢吃凉的东西，喜欢喝冷饮，或者猛劲吹空调，这些都容易伤及脾胃。再者来说，夏末秋初这一时间称之为“长夏”，以潮湿多雨为主，脾主长夏，喜燥恶湿。脾胃本就受到了整整一个夏天的摧残，这个时候湿热之邪来犯，旧债未偿又

添新债，只能束手就擒。

脾胃受困就无力生化气血，进而造成后天乏力，先天之气得不到增补，疲劳、倦怠就会随之而来。而且脾本来就是主肌肉的，脾胃受伤，肌肉无力，自然会出现疲倦，这就有点“秋后算账”之意。

可见，想要克服秋乏，首先就得培补脾胃。脾胃强壮，后天之气充足，从而将秋乏症状一扫而光。比如《红楼梦》中就提到，黛玉体弱多病，每天进食很少，精神十分不好。宝钗便让她每天早上熬燕窝粥来吃，以滋补脾胃，祛除困乏。当然，燕窝那么珍贵的东西不是人人都用得起，我们还是选择简单一点的方法比较好。比如，按摩大包穴。

大包穴在腋中线上，腋下 6 寸。刺激该穴的方法很简单，用拍打或者按揉的方式都可以。取好穴位以后，直接用掌心拍打此穴约 5 分钟，可起到疏通脾经气血的作用。再就是按揉，四指并拢，第一指关节弯曲，指尖放到鱼际部位，拇指伸直，把四指第一指节放到穴位上，旋转按揉，同时挺胸、向后收缩两肩，尽量向后仰头。操作半分钟后放松几秒钟，再重复操作 5 ~ 8 次即可。不管采取这两种方式中的哪一种，最好是在巳时（早上 9 点到 11 点）进行。此时，周身气血流注脾经，刺激脾经上的大包穴效果是最好的。

大包即取“大包大揽”之意，为脾之大络，《针灸大成》就有“总统阴阳诸络，由脾经灌溉五脏”之说。刺激大包穴，可通调脾经的气血、培补元气，使人精力旺盛，有利于缓解秋乏症状。这个穴位还有止痛的效果，女性朋友有乳房胀痛或是胸腹疼痛以及其他痛症，长期坚持刺激这个穴位都能收到良好的效果。

另外，按摩太阳穴、弹后脑勺、做梳发动作等简单的按摩方法，也能在一定程度上起到缓解秋乏的作用。还可以通过饮食来调节秋乏症状，香蕉、豆类、富含钙和维生素 D 的食物、燕麦片、富含硒的食物、鳄梨、金枪鱼、菠菜、葡萄柚等都有助于夏季解乏，调剂精神。

秋乏是一种自然现象，只要我们在日常生活中适当注意调理身体，就能赶走秋乏，重新变得精气十足。

节气养生锦囊

秋乏喝鲫鱼汤：用鲜鲫鱼 1 条、豆腐适量，色拉油、胡椒粉、姜等调料适量。将鱼洗干净，鱼身两面各斜剖三刀，油下锅烧至六成热，下鲫鱼，两面煎黄后起锅。将炒锅洗净，油下锅烧到五成热，再把其他如胡椒粉、豆瓣、姜、蒜、花椒之类的调料放入油锅炸一会儿，加汤再放入鱼、豆腐、料酒、味精，煮熟即可。

白露

——养阴气，防秋寒

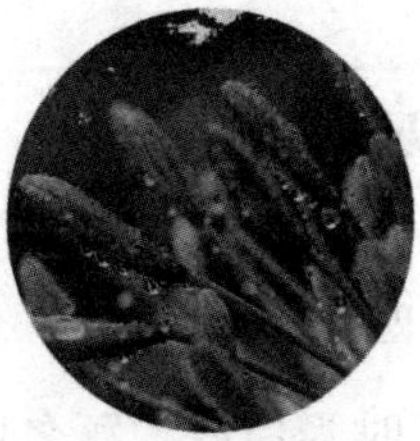

《乌衣巷》

——刘禹锡

朱雀桥边野草花，
乌衣巷口夕阳斜。
旧时王谢堂前燕，
飞入寻常百姓家。

养生细节提醒：

◎有晨露的天气不宜外出，更不能在晨露中锻炼。

◎过敏体质者在秋游前 15 天左右宜采取防过敏措施，可以在医生指导下口服抗过敏药物，回家之后及时淋浴，以除去身上的过敏源。

◎为了缓解“秋燥”，可以在屋内放一盆水。

◎白露天气温燥，应当给皮肤做好保养，比如涂些润肤乳防止皮肤干裂。

◎我国有句俗话叫“白露身勿露，着凉易泻肚”，意思就是说，白露的时候要穿好衣物，盖好被子，否则着凉了容易腹泻。此时应当撤掉凉席，关闭窗户和空调，换好长袖睡衣入睡。

1. 白露凉爽有食欲，此时进补最得宜

白露是二十四节气中的第15个节气，时间是每年9月7—9日，太阳到达黄经165°时为白露。顾名思义，白露就是气温渐凉，夜来草木上可见到白色露水的意思。《月令七十二候集解》中说：“八月节……阴气渐重，露凝而白也。”

俗话说“白露秋分夜，一夜冷一夜”，白露是典型的秋天节气，从这一天起，露水一天比一天凝重，在地面或物体上形成水珠而得名。农历言：“斗指癸为白露，阴气渐重，凌而为露，故名白露。”由于天气已凉，空气中的水汽每到夜晚常在树木花草上凝结成白色的露珠，鸟类也开始为过冬做准备。

《礼记·月令》篇记载这个节气的景象“盲风至，鸿雁来，玄鸟归，群鸟养羞。”是说这个节气鸿雁南飞避寒，百鸟开始贮存干果粮食以备过冬。可见，白露实际上是天气转凉的象征。从气候规律的角度说，白露时节，凉爽的秋风自北向南已吹遍淮北大地，开始了金色的秋季。这时我国大部分地区炎热的夏季已经结束，各地天气大多秋高气爽、云淡风轻。一个春夏的辛勤劳作，经历风吹雨打，送走了高温酷暑。

白露时节到来，真正的凉爽也到来了，此时人们恢复了食欲，是最适宜进补的时候。人们可以根据这个节气特点科学摄取营养物质、调整饮食，进而补充夏季的消耗。在冬季到来的时候，减少病毒感染、防止旧病复发，根据“燥则润之”的原则，适当吃些茭白、桂圆、黑芝麻、红枣、蜂蜜、银耳等有养阴清热、润燥止渴、清心安神功能的食物。

白露是典型的秋季气候，容易出现口干、唇干、鼻干、咽干、大便干结、皮肤干裂等症状，可以适当吃些宣肺化痰、滋阴益气的中药，如

人参、西洋参、百合、杏仁、川贝等，缓解秋燥。

白露时节，在饮食上要注意养心肝脾胃的原则，养肝可多吃酸味食物，但最好不要吃太饱，以免食物在肠胃积滞，引发胃肠疾病。老人与小孩更要记得少食多餐，而且主要吃软、温食物，少吃过硬、生冷的食物。此外，还应该对秋燥进行预防，可多食如梨、百合、甘蔗、沙葛、萝卜、银耳、蜜枣等辛润食物，还可用药膳辅助调理。饮食方面，适当吃些如杏仁等滋阴润肺的柔润食物，能使身体感到舒适。而此时也是橘子、玉米收获的季节，是应季食物，可多食。白露节气已开始真正地凉爽起来了，不少人在对身体进行调养时只顾着“贴秋膘”和进补肉类等营养品，其实饮食不同，属性也就不同。不同的作用，适应不同的人群。所以，饮食结构应随节气的变化而变化。

节气养生锦囊

此时宜喝“白露茶”：“白露茶”即白露节气采摘的茶叶。古人有“春茶苦，夏茶涩，要好喝，秋白露”的说法。茶树经过夏季的酷热，到了白露前后又会进入生长佳期。白露茶不像春茶那样娇嫩、不经泡，也不像夏茶那样干涩、味苦，而是有一股独特的甘醇味道，深受茶客喜爱。而且经过一夏的煎熬，茶叶也在时间中熬出了最浓烈的品性，有润肤、除燥、生津、润肺、清热、凉血的功效。

2. 白露莫露身，添衣加被防受寒

人们爱用“白露秋风夜，一夜凉一夜”的谚语来形容气温下降速度加快的情形。白露是真正凉爽季节的开始，进入白露节气后，冷空气转守为攻，暖空气逐渐退避三舍。冷空气分批南下，往往带来一定范围的降温。白露从节气上宣告了秋天的到来。“白露天始冷，鸿雁南飞去”，即便是南方，也要“白露勿露身”了。

白露之凉，一方面我们要看到其昼热夜凉这一气候，对人体阳气的收敛提供了良好的条件。从另一方面来说，如果着凉，则往往会耗伤阳气，因此，为了顺应《黄帝内经》养生之道，此时还要避免着凉。如果在处暑的时候，还不宜急于添加衣服，以顺应内热外行的话，那么，此时就该适当添加衣服，防治外寒内袭。此时，更需要的是营卫阳气，而不是疏泄。

古语说“白露节气勿露身，早晚要叮咛”，就是在提醒人们此时白天虽然温和，但早晚已凉，赤膊容易着凉。现在的晒和热，与盛夏相比有着天壤之别，即便气温高一些，也只是中午时分有点儿热，其他大部分时间都是凉爽舒适的。这时穿得过于单薄，冷空气就会刺激皮肤，使人体因着凉而免疫力下降，无力抵御寒邪，容易出现肺部及呼吸道疾病，如发热、咳嗽、支气管炎、肺炎等。所以，在这个时节，如果是在清晨和夜里出行，就不要穿短袖衣服了。由于早晚温差变大，人们此时应该及时添加衣被，否则极容易患感冒，而支气管炎、哮喘、消化性溃疡等慢性病患者，也容易诱发或加重病情。

中医有“头为诸阳之会”之说，这是因为头是全身阳气最旺盛的部位之一。这个地方如果受寒，体内阳气会大部散失。身上衣服穿得再厚，要是不注意头部的保暖，就像暖水瓶不盖塞子，同样无法抵御寒冷的袭击。为了抵御寒冷，白露之后外出最好戴帽子，洗头时可用比平时热一点的水。额头渗出汗水时不能见风，避免受风而引发头痛、发热等身体不适，心脑血管病人、四肢不温的人、易感风寒的人，尤其要提高警惕。

肚脐部位的表皮最薄，皮下没有脂肪组织，但有丰富的神经末梢和神经丛，对外部刺激敏感，因此秋冻时保护以肚脐为中心的腹部很有必要。若防护不当，晚上睡觉暴露腹部或爱美穿露脐装，寒气极易通过肚脐侵入人体。如果寒气直冲肠胃，马上就会影响脾胃功能，发生急性腹痛、腹泻、呕吐。“寒从脚起，热从头散”，双脚受凉是引发感冒、支气管炎、消化不良、失眠等病症的元凶。因此，白露应注意脚的保暖，鞋袜宜宽松、舒适、吸汗。白露时节，还要注意夜晚的保暖。不盖被子，或者被子过薄，也会引起腹泻。老百姓讲究冬暖脊背夏暖肚，目的就是不要让腹部着凉。晚上休息的时候，还应关好门窗，也不宜再铺凉席，以防秋风流通使脾胃受凉。

谚语说“二八月，乱穿衣”，讲的就是春秋两季人们的穿衣感受。事实上，从保健意义上讲，这句话应改为“二月多穿衣，八月少穿衣”。不过，凡事都应有个限度，“薄衣御寒”也不能过头。深秋时节气温过低，大街上已经有人穿上棉服了，你却偏穿条连衣裙，如此未免太过于“美丽冻人”了。有些女孩过分追求美丽，上衣挺厚，裙子挺短，靴子挺高，可膝盖裸露在外面，秋风一吹，很可能给健康留下隐患。中医认为，年轻时腰腿膝盖常受风寒侵袭，年龄大了容易引发关节炎和慢性腰痛。

俗话说：“病从寒起，寒从脚生。”脚素有“人体的第二心脏”之称。可见，足部的保暖很重要。脚部分布着人体6条重要经脉，并且远离心脏，血液循环最为不畅，尤其脚底心，更是比较容易遭到寒气侵犯的地方。一旦受寒，会引发感冒、气管炎、消化不良、失眠等疾病。秋季早晚温差大，而且又多雨，喜欢赤脚穿凉鞋的女性极易因此受寒着凉，导致子宫、下腹部血液循环不畅，造成经期提前或延迟，严重者还会因子宫肌痉挛、组织缺血而致痛经。因此，女性朋友要特别注意加强对脚部的保暖，如穿温暖舒适的鞋袜、泡热水澡等。

跳绳好处多：跳绳是特别适合秋冬季的大众健身运动，而且对女性尤为适宜。从运动量来说，持续跳绳10分钟，与慢跑30分钟或跳健身舞20分钟相差无几，可谓耗时少、耗能大的健康运动。这个运动不但不要求特殊的器械、空间，而且也不需要太多技巧，是减肥人士可以尝试的好方法。

3. 寒温相乘，警惕呼吸道疾病

白露节气到来之后，天气变凉，如果是对于寒温交接的气候转换不适应，就会诱发鼻炎、支气管炎、哮喘等呼吸系统疾病。小孩、老人以及体弱有宿疾的人尤其容易发作。

俗话说得好，“秋天到，鼻炎闹”，尤其是白露之后，气候往往比较干燥，早、中、晚温差变化较大，对鼻部的影响非常大，因此要特别关注鼻子健康。

接下来教大家一个鼻子保健操：用右手食指指腹从鼻根部沿鼻梁从上向下轻轻按摩20次，再沿鼻子周围按摩20圈；然后用拇指和食指捏住鼻翼两侧，捏紧后放松，再捏紧再放松，连续20次。最后搓热双手，用右手手掌捂住鼻子，轻轻拍打20次，再进行10次深呼吸运动即可。这个保健操可连续做2遍，时间为2~5分钟，通过鼻部按摩能刺激鼻部血管，让其扩张变粗，加快血液循环，增强鼻部抵抗能力，进而预防呼吸道疾病。因为鼻子周围分布着很多穴位，如人中穴、四白穴、睛明穴等。按摩时刺激这些穴位可以通经活络、调节气血，防治神经衰弱、脑动脉硬化、脑卒中、嗅觉迟钝、视力下降等病症，是一种简便易行的养生保健方法。

再来说说哮喘，中医学上所说的哮喘是广义的，其泛指呼吸喘急。宿疾内伏是哮喘中最主要的病理环节，也会被外邪入侵或其他因素诱发。元代朱丹溪在《症因脉治》提到："哮病之因，痰饮留伏，结成窠臼，潜伏于内，偶有七情之犯，饮食之伤，或外有时令之风寒，束其肌表，则哮喘之证作矣。"

古今医学家都认为，肺是本病发生病理变化的主要脏器，同时会牵连脾、肾，心脏也会在后期被连累。所以，哮喘的病灶通常出现在肺上，其主要是邪实，病久会牵连肾，导致正气不足。但因为哮喘经常反复发作，病程较长，临床上经常出现肺、肾、脾三脏俱虚的现象，患者如果再被新的诱因侵染，内伏被新邪引动，痰气交阻，上壅于肺，从而导致哮喘病发时出现邪实正虚错杂的现象。

治疗哮喘，标为治肺，本为治脾肾。"哮喘专主于痰"，古人曾说"肾为生痰之本，脾为生痰之源，肺为贮痰之器"。这种说法形象地说明了造成本病的主要病理基础是肺、肾、脾三脏功能的失调，本病的主要病理病因是脾肾阳虚，特别是肾阳的衰惫，本病的最大特点是"其标在肺，其本在脾肾"，因此哮喘的治本大法就是健脾化痰、温肾纳气。

支气管哮喘在秋季发病率很高。随着天气转凉，空气变干，许多人的宿疾会在秋季复发。对疾病进行防治要从避免与发病源接触开始，使各种诱发因素得以减少。诱发支气管哮喘的因素有：一是接触过敏源。过敏源有多种，通常都来自外界，如房屋的尘土、植物的花粉、工业粉尘、鱼、虾、动物毛屑、螨虫、染料、油漆等。二是呼吸道感染。支气管、肺、鼻窦发生炎症，气管被感染能引发哮喘。三是气候改变。发病率会在寒冷的季节上升，由于秋冬气候转变频率高并且忽冷忽热，病毒性呼吸道常会被感染；有些植物花粉能够致敏，并且分布浓度在秋季升高；细菌容易在温度、湿度高时进行繁殖；花粉、有害粉尘、刺激性气体等在气压低时容易在地面附近聚集，浓度在离地面较低的地方增加，人体很容易将其吸入。四是精神因素。诱发哮喘的原因还有条件反射、情绪激动。此外，煤气、冷空气、剧烈运动、化学性刺激或咳嗽后，哮喘也很容易被诱发。

节气养生锦囊

白露要吃秋梨膏：秋梨膏也叫雪梨膏，是一道传统的药膳，相传始于唐朝。以精选之秋梨（或鸭梨、雪花梨）为主要原料，配以其他止咳、祛痰、生津、润肺的药物，如生地、葛根、萝卜、麦冬、藕节、姜汁、贝母、蜂蜜等药食同源之原材料精心熬制而成的药膳饮品。

4. 秋凉易发“五更泻”，早治早健康

白露一到，告别了暑热，几乎每天都是蓝天白云，天逐渐开始转凉，秋高气爽，真正是秋天到了。在享受凉爽的同时，很多中老年人却发现自己的身体出现了一些问题。每当五更时分（凌晨 3 点 ~5 点），感觉脐下作痛，肚子开始叫，赶紧起床上厕所，发现是腹泻了，拉完肚子，一天没事，第二天还是如此。有的伴有腹部畏寒、四肢不温、腰膝酸软、神疲乏力等症状，缠绵不愈。这就是“五更泻”，又叫作晨泻、鸡鸣泻。

很多人对这十分规律的腹泻感觉有点莫名其妙。从现象看上去，的确有点莫名其妙，早不泻晚不泻，偏偏在五更时分腹泻，还很规律，而且经常如此。但实际上，用中医的理论来解释，此类腹泻就没那么神秘了。

中医认为，五更泻主要是由于脾肾阳虚所致。肾阳虚衰，命门火衰，不能温煦脾阳，脾失温煦，运化失常。特别是到了五更时分，天就要亮了，阳气就要腾升了，阴气在这个时候“殊死一搏”，无论是大自然还是人体，都处于阳气十分衰弱的时候，阴盛达到了极点，正是“夫鸡鸣至平旦，天之阴，阴中之阳也。因阳气当至而不至，虚邪得以留而不去”。脾肾阳虚，不能制水行水，水液下行，就会导致腹泻的发生，形成五更泻。特别是在吃了生冷肥腻的食物或者受寒了之后，情况更是变得严重。

俗话说得好，“硬汉经不起三泡稀”，经年累月的五更泻，会使整个人发虚，再强壮的身体也是受不住的。所以，一旦发现，千万不要不在乎，要及时治疗。

治疗五更泻，明代著名医家薛己在《内科摘要》里记载一方“四神丸”，是十分有名的方剂。四神丸有中成药卖，如果想要药性更纯良一点，也可以自己在家做。用补骨脂 12 克（酒浸炒），吴茱萸 3 克（盐水炒），肉豆蔻 6 克（面裹煨），五味子 9 克（炒），将这四味药物研为末，与大枣 40 克，生姜 12 克放在一起，加一碗水煎煮，等到水煮干，枣烂，把姜捞出来，再把枣肉捣烂捏成丸，每次服用 6 ~ 9 克，饭前服用。

其实，这个方子是由二神丸和五味子散二方组合而成。补骨脂温肾暖脾，具有止泻的功效。明代缪希雍的《本草经疏》里就讲：“补骨脂，能暖水脏；阴中生阳，壮火益土之要药也。”“水脏”就是肾，“壮火”也就是能温肾阳，“土”为脾土，能够达到健脾补肾之功效。吴茱萸性热，味辛、苦，能够起到温中散寒、助阳止泻的作用。肉豆蔻温中涩肠，对付五更泻这样的虚泻是很有效的。五味子酸敛固涩，跟温胃散寒的生姜，补脾养胃的大枣，一起作为佐使，也有不可或缺的重要性。

如果五更泻的情况没那么严重的话，可以用食疗的方法来调理，选择粥疗是最好的，可以用荔枝山药莲子粥。取干荔枝肉50克，山药、莲子各10克，大米50克，将所有的食材全部放入锅中一起煮粥即可。

方中荔枝有滋补作用，其果肉具有补脾益肝、温中止痛的功效，行气散结、祛寒止痛，可止腹泻，是五更泻患者的食疗佳品。山药更是众所周知的补养食物，可健脾补肺、益胃补肾、固肾益精。《本草纲目》中讲道，山药能益肾气、健脾胃，止泻痢。莲子能补脾止泻，滋补肾元。把这方粥当成每天的晚餐饭，能够有效地治疗五更泻。

另外，还有更简单的法子，每天吃一点炒核桃仁。核桃的药用价值很高，性温、味甘，有健胃补肾的功效。清代陈士铎的《本草新编》里就有记载，核桃肉入肾经，更益肾火，实温补命门之药。

秋凉时节，人的身体受凉以后身体会出现各种各样的毛病，都是很伤身体的，而五更泻更是对身体有很大的伤害。所以，出现五更泻，除了要积极采取适当的治疗措施，还要注意保护好自己不要受凉。身体温暖了，也就健康了。

节气养生锦囊

干姜红糖水巧治五更泻：干姜10克，红糖少量。将干姜与适量清水同煮20分钟，最后加入少量红糖，煮至红糖完全融化即可。每天早上、下午各饮1次。干姜温中散寒、回阳通脉；红糖补血助脾。此品适合五更泻伴四肢不温者食用，但糖尿病患者不适宜加红糖，可直接以干姜水温阳。

秋分

——调阴阳，护脾胃

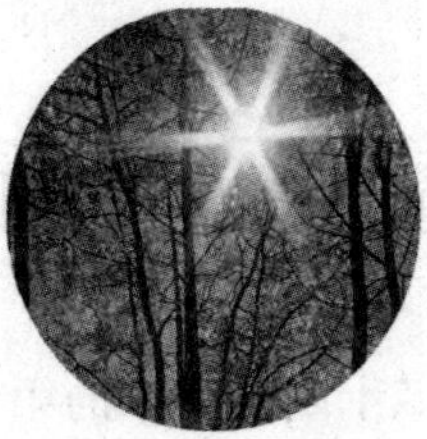

《夜喜贺兰山见访》

——贾岛

漏钟仍夜浅，
时节欲秋分。
泉聒栖松鹤，
风除翳月云。

养生细节提醒：

◎秋分过后，要防止寒凉之气伤身，特别是秋雨过后应当及时增添衣服保暖，另外，夜间睡觉应当盖好被子。

◎秋分不可乱补，忌无病进补，否则既增加开支，又会伤害身体，所以应当严遵医嘱。此外，进补还应适量，因为任何补药过服都是有害的。

1. 秋分昼夜等长，河蟹肥美勿多食

秋分，农历二十四节气中的第 16 个节气，时间一般为每年的 9 月 23 日或 24 日，太阳达黄经 180°时。秋分之“分”为“半”之意，《春秋繁露·阴阳出入上下篇》中有记载：“秋分者，阴阳相半也，故昼夜均而寒暑平。”“秋分”的含义有两种：一是太阳在这一天到达黄经 180°，直射地球赤道，因此这一天 24 小时昼夜均分，各 12 小时，全球无极昼极夜现象；二是按我国古代以立春、立夏、立秋、立冬为四季开始的季节划分法，秋分日居秋季 90 天之中，平分了秋季。

我国古代将秋分分为三候：“一候雷始收声，二候蛰虫坯户，三候水始涸”。古人认为，雷是因为阳气盛而发声，秋分后阴气开始旺盛，所以不再打雷了。秋分时节，我国大部分地区已经进入凉爽的秋季，南下的冷空气与逐渐衰减的暖湿空气相遇，产生一次次的降水，气温也一次次地下降。正如人们常说的那样，到了“一场秋雨一场寒”的时候，但秋分之后的日降水量不会很大。

俗语有云：“秋分食蟹忙”。秋分前后螃蟹也开始膏肥肉满，营养价值颇高，其蛋白质含量比猪肉、鱼肉都要高出好几倍，而且含有丰富的钙、磷、铁以及维生素 A 等营养元素，我国很多人都非常喜爱螃蟹这一美味。但是，吃螃蟹一定要注意节制、不可贪食，因贪图美味而吃出病的人不在少数，如急性肠胃炎、急性胰腺炎等。

螃蟹中含的蛋白质、蟹黄中的胆固醇都比较高，一次过量食用不利于人体消化吸收，所以一般人食蟹每次不应超过 500 克，一周内不应超过 3 次。

螃蟹首先要蒸熟煮透，彻底杀灭螃蟹内的细菌及各种寄生虫；吃蟹

时要除去蟹的腮、胃、心、肠等脏器，因为这些地方是有害物质最可能存在的位置。由于螃蟹性寒，蒸螃蟹时可在笼屉里放几片生姜以驱寒，吃的时候可蘸姜末中和螃蟹的寒性。体质虚寒者不宜多吃螃蟹，更不能与柿子、生梨等寒性水果同食。

特别需要注意的是，不吃已经死了的螃蟹。螃蟹临死前和死亡后，其体内的组氨酸分解会产生组胺。组胺是一种对人体有毒的物质，而且螃蟹体内组胺的积累量会随着其死亡时间的延长而增多，毒性也越大。更重要的是，即使螃蟹熟透了，组胺也不会被破坏。

那么，如何挑选优质螃蟹呢？看蟹壳，壳背呈黑绿色，带有亮光，都为肉厚壮实；壳背呈黄色的，大多较瘦弱。看肚脐，肚脐凸出来的，一般都膏肥脂满；凹进去的，大多膘体不足。看蟹足，凡蟹足上绒毛丛生，都蟹足老健；而蟹足无绒毛，则体软无力。看活力，将螃蟹翻转身来，腹部朝天，能迅速用蟹足弹转翻回的，活力强，可保存；不能翻回的，活力差，存放的时间不能长。看雄雌，十月选雄蟹，母蟹吃黄、公蟹吃膏。挑母蟹可以看其圆形肚脐下面有几层，一般有三层就很好吃，黄满、油多；长到五层，黄就很硬了；挑公蟹，可以看其三角形肚脐上方左右的两块是否发黄，发黄一般就有膏了，如果发白，可能是空壳蟹，没有膏。

节气养生锦囊

秋分吃秋菜：秋菜是一种野苋菜，农村称之为“秋碧蒿”。每逢秋分这天，岭南地区，昔日四邑开平苍城镇的谢姓有个习俗——“秋分吃秋菜”。这一天，全村人都会去采摘秋菜，在田野间寻找嫩绿的、细细的、巴掌长短的秋菜，采回来后和家里的鱼片一起“滚烫”，名曰“秋汤”，有强身健体的食疗功效。

2. 秋分气温下降，养生先养脾胃

秋分时节天气转凉，脾胃容易因寒邪侵袭而出现不适症，进而影响食欲和身体其他机能的健康状况。《黄帝内经》中称胃为“水谷气血之海”。人们日常吃过的食物，在经过口腔、食管之后，最后都要被胃容纳。胃主要是受纳腐熟谷，是水谷的气血之海、精微之仓，胃能够通降才是好的，与脾关系密切，通常所说的后天之本就是脾胃的合称。

胃与脾都在人体的中心位置，可胃是燥土属阳，脾是湿土属阴。秋季气温逐渐下降，机体脂肪的存在方式也开始改变，体内会出现一些影响胃的正常功能的脂肪酸，从而致使胃酸分泌增加，有痉挛性收缩的现象发生，胃的免疫功能会因这些现象而降低。

胃主受纳，“受纳”指对水谷进行接受和容纳，秋季气温下降，若饮不当，胃病在这时发作与复发概率极高，胃肠道特别敏感于寒冷的刺激。如果防护失当，就会使肠胃道疾病被引发，或者会加重有旧疾的人的病情。因此，应当特别注意对胃进行养护。

脾胃的调养可以从下列几个方面着手。

✲ 做好胃部保暖

秋季天气转凉，昼夜温差有较大改变，那些慢性胃炎患者要格外注意对胃部进行保暖，适时添加衣物，夜晚要盖好被子睡觉，避免因腹部受凉而引起胃痛或使旧病加重。

✲ 饮食宜软、素、淡、鲜、温

在秋季，患有胃病的人最好吃软、素、淡、鲜、温的食物，一定要定时定量，少量多次，保证胃中经常有食物中和胃酸，从而避免胃黏膜和溃疡面被侵蚀而导致病情加重。患有胃病的人还要注意忌口，禁食过硬、过冷、过烫、过黏、过辣的食物，暴饮暴食更要禁止，忌烟酒。此外，根据医嘱喝药，饭后吃药为宜，防止胃黏膜受到刺激而恶化病情。

✲ 保持愉悦的精神状态

医生认为，之所以会患发胃病、十二指肠溃疡等症，和人的心态、情绪关系密切。所以，也要讲究心理卫生，使精神保持愉快，情绪保持稳定，防止受到不良情绪的刺激，如焦虑、恼怒、紧张等。同时，要保证劳逸适度，避免因疲劳过度阻碍胃病的恢复。

✲ 常锻炼，强健脾胃

胃肠有问题的人，要根据自己的体征，适度加强体育锻炼，使人体抵抗力得到提高，使疾病的复发逐渐减少，使身心健康得到促进。如果患有“老胃病”的人有上腹部疼痛、呕吐、食后饱胀、恶心以及胃灼热、呃逆、反酸等症状的出现，必须马上去医院进行诊治，以免诱发穿孔、食管溃疡和上消化道出血等严重的并发症，防止危害身心健康。

节气养生锦囊

胡椒猪肚汤健脾暖胃：新鲜猪肚 1 个，白胡椒 15 克。将胡椒打碎，放入洗好的猪肚内，用线扎紧猪肚切口，放入砂锅内慢火煮至烂软，汤中放入少许香菜调味，将猪肚捞起，弃肚内胡椒，食肉饮汤，鲜香可口。此汤有健脾温中，和胃止痛的功效，适合脾胃寒症患者食用。

3. 皮肤干燥瘙痒，护肺才能治根本

秋分时节，气温下降，多风少雨，气候变得干燥，很多人都会感到皮肤变粗，甚至出现瘙痒。要解决这个问题，光靠涂护肤产品来润肤是不够的，正所谓“外病内治”，皮肤的毛病其实要靠养肺来调理。

俗话说“秋季养好肺，冬季病不找”。这句话同样适用于皮肤类疾病。从中医的角度来说，肺主皮毛，因此一些皮肤问题实际上是受肺的影响的。例如，皮肤出现粗糙、瘙痒等症状，多半是卫气或气血不足，即肺宣发的功能无法正常运转所导致。所以，把肺养好，通过肺的宣发作用，将卫气和气血津液输布全身，就能温养肌肤皮毛，以维护其正常功能。

秋令与肺气相应，秋天燥邪易伤肺，导致肺虚，所以由肺所主的很多皮肤病多在秋末冬初复发。五行之中的“肺气”主导着皮肤的原动力，作为皮肤的一种屏障游走在皮肤表层。当肺气不足时，人抵御外邪的功能就会比较差，从而导致外邪侵入。如果环境潮湿、闷热，肺气不足的人就会多发湿疹、瘙痒症和季节性皮炎。

荨麻疹这种慢性皮肤病让不少人一到秋冬就很难受。荨麻疹来得快，去得也快，让人摸不着头脑，可是瘙痒起来真要命。很多人都奇怪，为什么这些皮肤病偏偏找上自己呢？这其实也跟肺有关。我国医学认为，荨麻疹是肺部出现问题而引起的皮肤疾患。肺主皮毛，意思是说，皮毛的功能是受肺气支配的，如果你的肺出现毛病，皮毛和外面通达就不好。我们体内的风邪无处可泻，只好东一下、西一下地在皮肤里走窜，荨麻疹因此形成。所以说，得荨麻疹的人多数肺不纳气，气虚不

足。正因为无法固表，所以被风邪侵体。

秋季是夏冬两季的过渡季节，冬天的严重干燥更容易使慢性皮肤病多发，如果在秋季做好防护，能防止这些病进一步加重。而且到了秋季，这些皮肤病就开始显现一些端倪。

秋季护肤最首要的任务就是要润肺。在日常生活中，多煲些冰糖、银耳、雪梨、莲子、山药、茅根等糖水，这些糖水有很好的润肺效果。不过，人在炎热的夏季容易伤脾胃，所以在秋季润肺的同时也应该健脾，在熬汤的时候加些山药、莲子，也是很好的健脾食疗方法。

解决秋季皮肤瘙痒，可从肺部功能失调入手，但也要分清疾病类型。一般可分为三类：一是风热型，由感冒发热引起，病毒破坏组织，导致皮肤瘙痒；二是湿热型，如喜欢吃冰凉食物，导致湿热下行，引发腿部瘙痒，可用些清热祛湿的药物；三是皮肤闭塞不通，致使津液无路外泄，积聚湿气而导致的瘙痒。

秋天除了要多喝水，还宜多喝粥、豆浆，多吃萝卜、莲藕、荸荠、梨、蜂蜜等润肺生津、养阴清燥的食物。特别是梨，有生津止渴、止咳化痰、清热降火、养血生肌、润肺清燥等功能。要尽量少吃或不吃辣椒、葱、姜、蒜、胡椒等燥热之品，少吃油炸、肥腻食物，以防加重秋燥症状。如果出现了皮肤瘙痒症状，用香菜泡酒涂抹，可很快止痒。

此外，皮肤干燥也与皮肤的失水有关，皮肤水分的缺乏又与皮肤表面的皮脂膜有关，皮肤表面的皮脂膜犹如一件“外衣”，可以阻止皮肤水分的蒸发，使皮肤保持滋润。老年人的皮肤萎缩变薄，皮脂腺及汗腺分泌机能减退，使得皮肤表面的脂质等保湿因子减少，皮肤自然就显得干燥，加上秋冬季节本身气候干燥，可加剧水分的流失，进一步扰乱表皮的脂质平衡，这样一来干燥就不可避免了。

应对秋季皮肤干燥，我们的第一要务就是给肌肤补水，秋季皮肤干燥，最常见的症状就是起皮、皮肤瘙痒，这些症状都可以通过补水来解决，不管喝水还是吸入水蒸气，或者是通过保湿护肤品给肌肤补水，都是很好的选择，所以应对秋季皮肤干燥，一定要记得时刻给肌肤注入水分。此时不妨选择一些油性的护肤品来补水保湿。一层薄薄的油脂，就像一道隔离墙，可以将水分和空气隔离开，让我们的皮肤痛痛快快地喝个够。

节气养生锦囊

按摩迎香、合谷，改善皮肤干燥：按摩迎香、合谷穴能改善面部肌肤干燥的问题，这两个穴位是面部美容大穴，经常按摩，能改善面部循环，让人拥有健康好气色。

4. 燥咳怎么办，清走燥热肺安稳

秋季气候比较干燥，不但皮肤紧绷、易起皮，喉咙也容易因为天气原因出现一系列的不适症。秋季多风少雨，空气难免干燥，而燥烈之气侵害人体，要经过呼吸，肺主呼吸，燥气伤害身体，肺脏自然首当其冲。肺为“华盖”，像一把很华丽的大伞遮盖保护着其他脏腑，把外界的刺激一并扛了下来。而肺为娇脏，喜润恶燥，燥气侵肺，对肺的伤害很大。肺又主司呼吸，燥气伤肺，反而影响到它主司呼吸的功能，呼吸不畅，表现出来的就是咳嗽。正是“燥金司令，所起之风，全是一团燥烈之气，干而不润……凡有身热咳嗽……无不起于干燥。”

《红楼梦》中的林黛玉是个众所周知的病美人儿。贾宝玉一见林妹妹，就夸赞不已，那是“病如西子胜三分”，虽说是个娇弱的身子，却比西施还要美。第四十五回中有相关的描写：“黛玉每岁至春分秋分之后，必犯嗽疾，今秋又遇贾母高兴，多游玩了两次，未免过劳了神，近日又复嗽起来，觉得比往常又重。”到最后，娇弱的林妹妹又是在秋季咯血而亡。不难发现，每到秋凉时节，咳嗽的人明显增多，咳嗽与秋季有着密切的联系。

当然，引发咳嗽的原因比较多，有寒咳、热咳、风咳、痰咳、阴虚咳、气虚咳、阳虚咳等，而秋天咳嗽，大多为燥咳。要把燥咳与其他咳嗽区分也很简单，燥咳通常有痰少、声哑、咽痛、烦渴、大便秘涩、肌肤枯燥等症状的出现。一旦出现燥咳，要及时治疗，否则时间一长，很可能引发支气管炎、支气管哮喘这一类的呼吸系统疾病。罗汉果柿饼汤治疗燥咳的效果就很好。取罗汉果 30 克，柿饼 15 克，一起放入锅中，加适量的水煎煮一刻钟左右，去渣取汁，放到温热的时候服用即可。

罗汉果被人们誉为“神仙果”。中医认为，罗汉果味甘性凉，归肺、大肠经，能清热止咳、利咽喉、润肠，对肺燥咳嗽以及百日咳、急性气管炎、肺热咳嗽都很有疗效。柿饼是备受大家喜爱的养肺食品，有清热润肺，生津止渴的功效，《本草纲目》就有“柿乃脾、肺血分之果也”之说。尤其是柿饼上的柿霜，更是治疗燥咳的不可多得之物。《本草纲目》中说：“柿霜，乃柿精液，入肺病上焦药尤佳。”《医学衷中参西录》也有记载：“柿霜入肺，而甘凉滑润。其甘也，能益肺气；其凉也，能清肺热；其滑也，能利肺痰；其润也，能滋肺燥。”所以，燥咳的时候，喝点罗汉果柿饼汤，能达到事半功倍的效果。

跟罗汉果一样，生长在南方的青果也是治疗燥咳的良药。取青果 15 克，生萝卜 150 克，将两者切成块，一起放入锅中加适量的水煎煮一刻钟左右，喝汤吃果。早在清代，名医王士雄的《王氏医案》中就有这个方子，叫作“青龙白虎汤”。青果被人们称为是“天堂之果”，也正好是秋分过后成熟，是这个时候的应季果实，可清热利咽。青果善于清肝火，防止肝火上蒸肺部；白萝卜是白色的，白色入肺，最善于祛除肺部的燥热。二者合用，消除滞留在经络的痰，使脏腑清和，达到治疗咳嗽的效果。

肺为娇脏，需要我们温柔地呵护，帮助它远离秋燥。如此一来，肺自然就安稳下来，不折腾了，咳嗽也就好了。

节气养生锦囊

甘蔗除燥法：买来几段新鲜的甘蔗，把外皮削去，切成小段，放在榨汁机里榨汁过滤。可以直接喝甘蔗汁，也可以用来煮粥。取50克粳米煮粥，等到粥快熟的时候，加入甘蔗汁煮到熟即可，还可以加适量蜂蜜，味道和功效都会更好。甘蔗入肺经，具有清热、生津、下气、润燥、补肺等作用，对治疗燥咳有很明显的功效。

寒露

——防燥邪，益肺胃

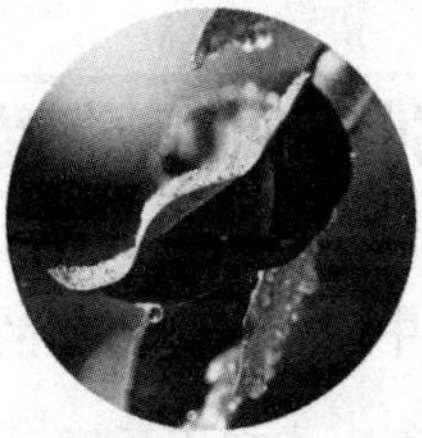

《池上》

——白居易

袅袅凉风动，
凄凄寒露零。
兰衰花始白，
荷破叶犹青。

养生细节提醒：

◎预防“秋燥”，可以适当吃些辛、酸、甘润或者有降肺气功效的果蔬，尤其是白萝卜。

◎适当增加耐寒训练，进而提高免疫能力和耐寒能力。

◎根据天气变化增减衣物，以“不挨冻、不出汗”为度，特别是要注意“秋冻”，上衣可以稍微少穿点，但是绝对不能冻腿脚。

◎俗话说：“寒露不露脚。”所以，女性、体弱的老年人和儿童不应再穿凉鞋，防止受到寒冷刺激。为了避免寒从脚下生，宜穿保暖性比较好的鞋袜，晚上还可以用温水泡脚。

1. 寒露别露脚，常练五禽戏

二十四节气中的寒露在每年的 10 月 8 日左右，这时太阳到达黄经 195°。寒者露之气，先白而后寒，这句话的意思是天气逐渐转冷。

《月令七十二候集解》中有记载："九月节，露气寒冷，将凝结也。"寒露正处于寒热交替之间，气温变化很快，温度会骤降，因此当地人都说"白露身不露，寒露脚不露"。寒露三候为："一候鸿雁来宾；二候雀入大水为蛤；三候菊有黄华。"此节气中鸿雁排成一字或人字形的队列大举南迁。二候中的"大水"指的是大海，古时传说海边的蛤贝类，是由三种雀鸟潜入水中变成的。深秋天寒，雀鸟都不见了，古人看到海边突然出现很多蛤蜊，并且贝壳的条纹及颜色与雀鸟很相似，所以便以为是雀鸟变成的。第三候的"菊有黄华"是说在此时菊花已普遍开放。

民间有句谚语"白露不露身，寒露不露脚"，意思是说，白露时节不要赤膊，寒露时节就不要光脚，做好足部保暖。尤其是老年人、儿童和体质虚弱者，更要穿上保暖性好的鞋袜，脚踝也不要裸露在外。养成每天用热水泡脚的好习惯，因为脚在身体的远端，血液供应较少，热水泡脚可以扩张血管，改善脚部血液循环和组织营养，提高机体免疫力。还能缓解腿部酸困，有助于睡眠。最主要的是脚上的穴位非常多，经常用热水泡脚能促进经气运动，具有非常好的养生效果。平时还可以做一些有氧运动促进身体血液循环，强身健体，比如五禽戏。

五禽戏又称"五禽操""五禽气功""百步汗戏"等，据传是由东汉医学家华佗编创的。五禽戏是我国民间广为流传的，也是流传时间最长的健身方法之一，其健身效果被历代养生家称赞，据传华佗的徒弟吴普因长年习练此法而活到百岁高龄。

五禽戏由五种动作组成，分别是虎戏、鹿戏、熊戏、猿戏和鸟戏，每种动作都模仿了相应的动物的动作。

✻ 熊戏

身体自然站立，两脚平行分开与肩同宽，双臂自然下垂，两眼平视前方。先右腿屈膝，身体微向右转，同时右肩向前下晃动、右臂亦随之下沉。左肩则向外舒展，左臂微屈上提，然后左腿屈膝，其余动作与右侧相反。如此反复晃动，次数不限。

✻ 虎戏

左脚向左前方斜进一步，右脚随之跟进半步，重心坐于右腿，左脚掌虚步点地，同时两拳沿胸部上抬，拳心向后，抬至胸口前两拳相对翻转变掌向前伸出，高与胸齐，掌心向前，两掌虎口相对，眼看左手。

✻ 猿戏

右脚向前轻灵迈出，左脚随至右脚内踝处，脚掌虚步点地，同时右手沿胸前向前如取物样探出，将达终点时，手掌撮拢成勾手，左手同时收至左肋下。

✻ 鹿戏

右腿屈膝，身体后坐，左腿前伸，左膝微屈，左脚虚踏；左手前伸，左臂微屈，左手掌心向右，右手置于左肘内侧，右手掌心向左。

✻ 鹤戏

右脚前进与左脚相并，两臂自侧方下落，掌心向下，同时下蹲，两臂在膝下相交，掌心向上，随之深呼气。

五禽戏是一种外动内静、动中求静、刚柔相济、内外兼练的仿生功

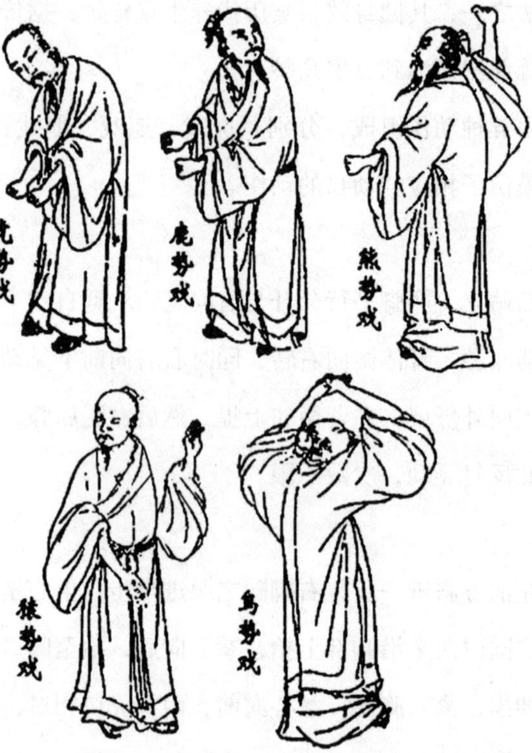

法，与中国的太极拳、日本的柔道相似。锻炼时要注意全身放松、意守丹田、呼吸均匀，做到外形和神气都要像五禽。五禽戏不仅使人体的肌肉和关节得以舒展，而且有益于提高心肺功能，改善心肌供氧，促进组织器官的正常发育。作为我国最早的具有完整功法的仿生医疗健身体操，五禽戏也是历代宫廷重视的体育运动之一。其实，五禽戏的动作简单易学，尤其适合秋季练习，大家不妨试试。

节气养生锦囊

调理肺气小运动：在床上平躺，闭眼，使呼吸保持自然。手掌在咽喉处交替相叠，呼气时按压着向内、向下推到胸口，手随之向下滑到胃部，反复9遍；随后，稍分五指，由胸口处向斜上方将手掌推至肩部，再横向由心口处推向腋下，再向斜下方由心口处推向肋骨边缘位置，最后根据上述方法对右侧肺部进行推压。

2. 九九重阳节，茱萸、菊花保安康

寒露过后，很快就是重阳节。重阳节在农历九月九日这一天，九九与“久久”同音，九在数字中又是最大数，有长久、长寿的寓意。因此，人们对这个节日历来有着特殊的感情，而且一直延续到今天。重阳佳节，历来有很多庆祝方式，登高、插茱萸、赏菊、喝菊花酒，等等。然而，很多人不知道的是，这些老祖宗流传下来的节日文化内容，还能够起到很好的养生作用。

登高自古以来就是重阳节中最重要的习俗。西汉《长安志》记载，长安近郊有一小高台，每年重阳，登上高台观景的人数不胜数，故宫至今还保留着清代皇帝登高的假山。过去的人们登高的目的大多是消灾祈福。就现在来说，登高对身体也是非常好的。

登高有明显的调摄情志的作用。九九重阳正值深秋，风轻云淡，天高气爽，层林尽染，多彩的景致，令人赏心悦目，心旷神怡。这样的日子里，与家人、朋友一起登高，观赏大自然的绮丽风光，能使人心胸豁达、身心舒畅。登临高处，静观云霞，远眺河山，会有一种超然物外的感觉。还有什么样的景象比这更好呢？难怪诗仙李白会在重阳登高时诗兴大发，写下“九日天气晴，登高无秋云，造化辟山岳，了然楚汉分”这样意境高远的诗句来。

在登高过程中，人的心跳和血液循环加快，肺活量及肺血流量明显增加，人体各组织和器官都能得到很好的锻炼，可以增强人的体质。有

神经衰弱、慢性胃炎、高血压、糖尿病等慢性病的患者，在药物治疗的同时，配合适量的登高锻炼，可以在一定程度上提高治疗的效果。

登高之时，人们往往会在头上插茱萸或是佩戴茱萸在身上辟邪，所以它还被称为“辟邪翁”。《风土记》记载：“九月九日折茱萸以插头上，辟除恶气而御初寒。”茱萸又有吴茱萸和山茱萸之分，都是有名的中药材，吴茱萸散寒止痛、和胃止呕，山茱萸补益肝肾、收敛固涩。在重阳佳节佩戴辟邪之余，还可以运用到日常生活中来。

根据《食鉴本草》记载，如果出现肝胃不和所致的呕吐吞酸，或者脾胃虚寒所致的脘腹冷痛，可以熬吴茱萸粥来喝。取吴茱萸 2 克，大米 50 克，生姜 3 片，葱白 2 茎。将吴茱萸择净，研为细末；姜葱洗净，切细。先将大米淘净后放入锅中，加适量清水煮粥，等到粥快熟的时候倒入吴茱萸粉、葱姜搅匀，煮沸后再搅拌，再煮沸即可服用。每天 1 剂，连续 3～5 天。尤其对止痛和止呕有很好的疗效。

如果出现肝肾不足引起的头晕目眩、腰膝酸软、虚汗不止、耳鸣耳聋、记忆下降、遗精、遗尿、崩漏带下等，就可用山茱萸来治疗。取山茱萸 15 克，大米 100 克，白糖适量。将山茱萸洗净，大米淘净，二者一同放入锅中，加清水适量煮，等到粥快要熟的时候，调入白糖搅匀，煮沸后再搅拌，再煮沸即可食用，每天 1 剂。能够起到补益肝肾、涩精敛汗等效果，对肝肾不足引起的各类症候有很好的缓解作用。

说完茱萸，再来说菊花。中国人自古以来就爱菊花，还把它称为“延寿客”。《抱朴子》中就记载了河南南阳山中人家因饮了遍生菊花的甘谷水而延年益寿的事。秋日菊花开得正好，在万花凋零的季节，还能有这样娇媚的花朵映入眼帘，是一件极为赏心悦目的事。日常生活中，在忙碌之余，为自己泡上一杯菊花茶，让浓郁的花香赶走疲惫，同时还能起到清心、明目、降压的作用，何乐而不为呢？

当然，饮菊花酒是一件更为惬意的事情，对身体也是极好的。正如《西京杂记》中记载："九月九日，佩茱萸，饮菊花酒，云令人长寿。"所以，菊花酒又称为"长寿酒"。菊花酒由菊花加糯米、酒曲酿制而成，味清凉甜美，有养肝明目、降血压、健脑、安肠胃、轻身减肥、延缓衰老等功效。陶渊明的"往燕无遗影，来雁有余声，酒能祛百病，菊解制颓龄"，便是称赞了菊花酒的祛病延年作用。

节气养生锦囊

重阳糕不宜多食：每到重阳节，晚辈们总会给长辈买一块重阳糕。重阳糕是一种高碳水化合物、高脂肪、低蛋白的食物，空腹食用后，会促使胃酸分泌过多，引起泛酸，甚至有胃灼热等情况出现，尤其是胃病患者，更易诱使发病。在制作重阳糕时，通常会放入较多的糖甚至猪油，常用的材料是不易消化的糯米，所以重阳糕不能多食。

3. 寒露葡萄正熟时，美味多汁保健康

秋天来临，葡萄又开始在市场上活跃起来。葡萄汁多味美，酸甜可口，老少皆宜，深受人们喜爱。葡萄原产西亚，据说是汉朝张骞出使西域时由中亚经丝绸之路带回来的，在我国已有2000多年的历史。葡萄不仅是我国的果中之珍，还名列世界四大水果之首。人在经历了一个夏天后，体内聚集了大量毒素，到了秋季，适当吃一些葡萄，有助于排除体内毒素、消除内热，对大脑也有很好的补益作用。

中医学认为，葡萄性平味甘酸，入脾、肺、肾三经，有补气血、益

肝肾、生津液、强筋骨、止咳除烦、补益气血、通利小便的功效，可用于脾虚气弱、气短乏力、水肿、小便不利等病症的辅助治疗。我国历代药典对葡萄的利尿、清血的作用和对胃弱、痛风等病的功效均有论述。如《神农本草经》中就有记载："葡萄味甘平，主筋骨湿痹，益气，增力强志，令人肥健，耐饥，忍风寒。久食，轻身不老延年。"

葡萄所含的微量元素硼可助更年期妇女维持血浆中的雌激素，有利于人体吸收钙质，预防骨质疏松。其所含的天然聚合苯酚能与病毒或细菌的蛋白质化合，使其失去传染疾病的能力。葡萄还含有丰富的鞣花酸，这是一种非常有效的抗癌化合物。葡萄中所含的类黄酮是一种强力抗氧化剂，可抗衰老，并可清除体内自由基。葡萄还富含维生素及矿物质等多种营养成分，糖分的含量尤其高，容易被人体直接吸收。所以，当人体出现低血糖时，及时饮用葡萄汁，就能迅速缓解。

法国科学家研究发现，相比阿司匹林，葡萄阻止血栓形成的效果更好，同时还能降低人体血清胆固醇水平和血小板的凝聚力，对预防心脑血管病很有帮助。美国科研人员也发现，葡萄中还含有一种名为"白藜芦醇"的化合物，具有较强的抗癌作用，可以防止健康细胞癌变，同时阻止癌细胞扩散。器官移植手术患者饮葡萄汁，可以减少排异反应，促进身体早日康复。

胃气虚弱、胃阴不足的老年人或患有慢性胃炎，胃口不好的人，每次饭前嚼食葡萄干 6 ~ 9 克，既能开胃口，又可补虚弱；胃虚呕吐的患者，取葡萄汁 1 小杯，加生姜汁少许，调匀喝下，有止吐的功效；声音嘶哑的患者，取葡萄汁与甘蔗汁各一杯混匀，慢慢咽下，每日数次，也有一定的辅助治疗作用。高血压患者，可取葡萄汁与芹菜汁各 1 杯混匀，用开水送服，每日 2 ~ 3 次，连服 15 日为 1 个疗程。

市场上的葡萄颜色各异，因品种不同，有白、青、红、褐、紫、黑等不同果色。中医养生专家指出，除了葡萄共有的营养以外，不同颜色的葡萄也各有其营养特点。紫葡萄富含花青素，可以美容抗衰老；黑葡萄滋阴养肾，养发乌发的功效更为突出；红色的葡萄富含逆转酶，可软化血管，活血化瘀，防止血栓形成，是心血管疾病患者理想的食疗佳品，最好连皮一起吃；绿葡萄善清热解毒；白葡萄具有补肺气、润肺的功效，很适合咳嗽、患呼吸系统疾病的人食用。

葡萄除了鲜食，还可以做成葡萄干、酿造葡萄酒。葡萄干含糖、铁较多，更适合儿童、妇女及体弱贫血者作为补品食用，也常被用于制作各种蛋糕、点心，而且由于除去了水分，营养素含量更加丰富，甚至比葡萄还要高出几倍。

葡萄还可以经过发酵制成葡萄酒，全世界80%的葡萄都用于酿酒。白兰地就是用葡萄酿造的。葡萄酒是一种低度饮料，含有十几种氨基酸和丰富的维生素 B_{12}、维生素P，更具有味甘、性温、色美、善“醉”、易醒、滋补、养人等特点，经常少量饮用，有舒筋活血、开胃健脾、助消化、提神等功效。葡萄酒以色红者为优，每天酌量饮用，可降低冠心病的死亡率。这是因为葡萄酒在增加血浆中高密度脂蛋白的同时，还能减少低密度脂蛋白的含量，保持动脉弹性，进而减少动脉硬化脆裂的可能。

节气养生锦囊

胃寒的人要慎食葡萄：葡萄性偏凉，所以胃寒的人一次不要吃太多。另外，由于葡萄含糖很高，所以糖尿病患者吃的时候也应特别注意，不能过量。孕妇在孕期要提防糖尿病，因此孕妇食用葡萄也应适量。食用葡萄后，应间隔4小时以上再吃水产品，以免葡萄中的鞣酸与水产品中的钙质反应，形成人体难以吸收的物质，影响身体健康。

4. 秋燥伤人易上火，谨防口唇病

秋季天气干燥，风沙大，很多人都会出现嘴角出血、口唇干裂等症状，不但会影响正常的吃饭、说笑，甚至会诱发口角炎。再加上现代人的生活习惯和饮食不健康，很容易“上火”，人体各个器官不协调也容易“上火”，医学上称之为应激性疾病。一般人在上火之前并不会有明显症状，但是上火之后会有心跳加速、口唇干裂、全身燥热、心绪不宁的表现，人体的正常饮食会受到严重的口疮、咽喉肿痛等症状的影响。

口角炎，即上火引发的一种口唇疾病，俗称“烂嘴角”，会出现口角皲裂、起疱、潮红等症状。秋季时，此病的发病率非常高，上火是发生口角炎的内因，外在原因通常是气候和饮食不调。口角炎发生最主要的原因就是缺乏新鲜果蔬，一旦减少了从膳食中摄取的维生素，或吃肉太多导致上火，就容易出现维生素B缺乏型口角炎。自然界中气候干燥，此时会导致口角、口唇周围皮肤黏膜干裂，周边病菌乘虚而入，最终诱发感染，导致口角炎的发生。生活习惯不好也会导致口唇在干燥的季节干裂，很多人喜欢用舌头去舔嘴唇，更容易导致口角干裂。孩子吮吸手指、吃零食等不良习惯也容易诱发口角炎。

要想让“上火”及其引发的口唇疾病得以避免，一定要做好起居有常，作息有规律，不熬夜，进餐定时定量，千万不要因为误了饭点就不吃了，也不要因为一时的美味佳肴合自己口味而暴饮暴食。平时适当吃些“清火”食物，比如黄瓜、柚子、绿茶、新鲜绿叶蔬菜等。注意均衡饮食，加强营养，多吃富含维生素B的食物，包括禽蛋、瘦肉、动物肝脏、豆制品、胡萝卜、牛奶、新鲜绿叶蔬菜等。此外，平时还可以喝一些夏桑菊冲剂、金菊冲剂等清凉冲剂清火。

日常生活中，还要注意调节情志，做到心态平和，防止由于刺激到情绪而“上火”，如果不幸得了口角炎，可以到医院请医生针对病情开药膏涂抹，或者口服复合维生素B。“上火”的时候注意避免吃辛辣刺激性食物、抽烟、喝酒、熬夜，一定要控制好口腔卫生，勤漱口，多喝水，对面部皮肤进行保养，吃完东西及时漱口、擦嘴。

烹调的过程中，也要尽量避免维生素的流失，淘米的次数不要过多，临下锅前再切蔬菜，炒菜的过程中可以在锅里加些醋。

节气养生锦囊

深秋防雾：深秋时节，大雾天气在所难免，这种阴霾天气可能会对心脏、呼吸道产生负面影响，甚至会伤肺。平时习惯晨练的人，遇到有雾气的早晨最好在室内进行锻炼；外出的时候，遇到雾天也要做好防护。

霜降

——调脾胃，因肾气

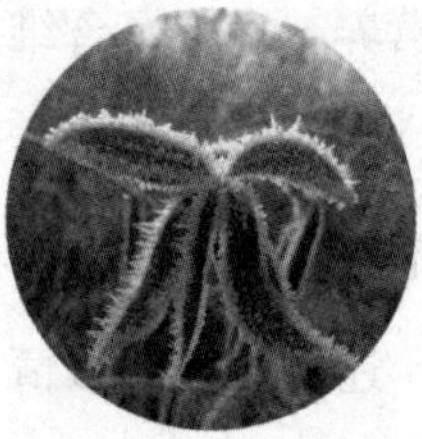

《诗经》

蒹葭苍苍，白露为霜。
所谓伊人，在水一方。
溯洄从之，道阻且长。
溯游从之，宛在水中央。
蒹葭萋萋，白露未晞。
所谓伊人，在水之湄。
溯洄从之，道阻且跻。
溯游从之，宛在水中坻。

养生细节提醒：

◎霜降前后，气候骤然变冷，慢性胃病、“老寒腿”等疾病高发。特别是有胃病、胃溃疡病史等消化系统疾病者，应当注意护胃，一定要遵循医嘱，避免服用对胃肠黏膜刺激较大的食物或药物。另外，女性朋友要特别注意脚部保暖，不宜再穿船鞋，可以穿靴子。

◎深秋时节，最宜登山赏红叶，外出的时候注意做好保暖，护好膝关节，必要的时候应戴上护膝。

◎坚持每天晚上用热水泡脚，不但能驱寒，还能健脑。

1. 霜降宜进补，健脾补胃为先决

霜降是秋季的最后一个节气，在每年10月23—24日，太阳到达黄经210°。这时，我国黄河流域一般出现初霜。《逸周书·周月》中说，"秋三月中气：处暑、秋分、霜降"。《月令七十二候集解》说霜降"九月中，气肃而凝，露结为霜矣"。

我国古代将霜降分为三候："一候豺乃祭兽；二候草木黄落；三候蛰虫咸俯。"霜降节气含有天气渐冷、开始降霜的意思。霜降是秋季到冬季的过渡节气。因夜晚地面散热很多，温度骤然下降到0摄氏度以下，空气中的水蒸气在地面或植物上直接凝结，形成细微的冰针，有的成为六角形的霜花，色白且结构疏松。纬度偏南的南方地区，平均气温多在16摄氏度左右，离初霜日期还有三个节气。在华南南部河谷地带，则要到隆冬时节，才能见霜。当然，即使在纬度相同的地方，由于海拔高度和地形不同，贴地层空气的温度和湿度有差异，初霜期和霜日数也就会不一样。霜降时节，凉爽的秋风吹到花城广州。东北北部、内蒙古自治区东部和西北大部平均气温已在0摄氏度以下。

民间有句俗语"补冬不如补霜降"，可见霜降进补的重要性。霜降进补，过去的人讲究吃羊肉、兔肉。据史料记载，明朝皇帝在重阳节要到兔儿山登高赏秋，饮菊花酒，同时还要吃迎霜兔肉。在民间，也有"煲羊肉""煲羊头"的习俗。还提倡选择一些润燥滋阴的食物进补，比如百合、木耳、梨、杏仁、甘蔗、蜂蜜等，或是收敛阳气的山楂、五味子、柿醋等酸味食物。

从中医养生的角度来讲，深秋霜降进补，最重要的是健脾补胃。因为这个时候的进补属于"打底补"，相当于打地基，身体的基础牢固了，冬补的效果才好，所以才会有“一年补透透，不如补霜降”之说。基础的重点在脾胃，脾胃是后天之本，气血生化之源。冬季进补能不能高效，关键在于脾胃“受补”与否。如果不先把脾胃养好，冬季大量进补后承受不了，就会出现腹胀、消化不良甚至拉肚子等现象。

深秋是胃病的多发与复发季节，原因就在于深秋天地间阳气渐退，阴寒渐生，胃病患者体内的寒气不易外散，加上外界寒冷的侵袭，就容易发生胃痛、胃胀、呃逆、不思饮食等症状。所以，霜降补脾胃更是极其重要的。补脾健胃的食物很多，如山药、芡实、大豆、鲫鱼、薏米、扁豆、大枣等。要说起进补的全面和神奇的功效，要数“四神汤”。在北方，很多人不知道这道汤的妙处。而在台湾和闽南，却是人人称道的，普通人家也常用“四神汤”当菜汤。《台湾风物志》中记载：“台湾人很重视食补，有饮四神（臣）汤等俗。”在台湾和闽南，家中孩子在15岁生日，父母都要准备好美味的“四神鸡汤”来作为“成人礼物”。

所谓“四神”指的是茯苓、淮山药、莲子和芡实，与猪小肠一起炖，就是“四神汤”。取猪小肠250克，薏仁、莲子各30克，芡实20克，茯苓10克，面粉100克，米酒15毫升。将猪小肠洗净，去除内壁多余的油脂，再放入面粉中反复抓洗，去除表面的黏液，放入沸水中汆煮2分钟，随后捞出再用流动冷水冲洗。锅中重新加入清水，大火烧沸后将猪小肠倒入锅中煮10分钟，熄火加盖焖15分钟，取出稍稍放凉，切成小段。将薏仁、莲子、芡实和茯苓洗净后放入锅中，倒入约1000毫升清水大火烧沸，再放入猪小肠，用小火熬30分钟，加入米酒和其他适当的调味品即可，趁热食用。

此方中的“四神”都有补益脾阴、厚实肠胃的功能，可以治疗消化不良、容易拉肚子，能吃不长肉、长不胖的人，且价格不贵，是增肥食疗佳品。加入猪肚一起煲，更有帮助消化之效。

节气养生锦囊

健脾养胃功效的栗子、花生：栗子被称为“干果之王”，性温、味甘平，入脾、胃、肾经，最是养胃健脾，还能补肾强筋、活血止血。正如《名医别录》所说：“栗子主益气，厚肠胃，补肾气，令人忍饥。”《本草纲目》记载，花生能“悦脾和胃”，《药性考》也有“食用花生养胃醒脾，滑肠润燥”的说法。所以，在胃病高发的霜降时节，吃点花生是非常好的。

2. 冷热适中，调理亚健康正当时

霜降到来，就说明秋季即将结束，冬季即将来临，此时天气冷热正合适，正是调节机体“亚健康”状态的最佳时机。霜降可以承上启下，“呈上”是指由年初至此时，在以往三季中机体内部紊乱的各系统功能进行调理，进而恢复机体的最佳状态；“启下”是指调理好身体时，身体抗病能力会有所提高，可以对冬季呼吸道和其他传染疾病进行预防。所以，想对亚健康状态进行调理，最佳的时间就是霜降。

长时间超负荷工作，违反自然规律，机体就会出现亚健康状态，亚健康就相当于身体压力过大的时候发出的警报。无论是生活、工作还是学习，都要根据中医养生防病的方法去做，帮助身体恢复最佳的状态。

✲ 坚持散步，放松大脑

调理亚健康最好的运动就是散步。散步可以帮助消化，辅助治疗慢性胃炎，提高心肺功能，降低血压，防止脚的退化，还可以让人睡眠好、工作效率高、精力充沛。可以按照个人体质对步行的距离进行选择，通常以3~5千米为宜，晨起或晚饭后都可以。

✲ 饮食起居，定时定点

人生活的自然规律是日出而作，日落而息，所以应起居有常。可依据个人体质选择睡眠时间，但要保证充足的睡眠。一日三餐要正常，不要随意打乱吃饭时间。中医认为应“顺应四时”，生活规律能让机体各个系统功能比较正常，对消化吸收营养有利，使人工作时精力充沛。现代人经常外出就餐，极易导致无规律饮食，可能诱发糖尿病、高血压和肥胖等疾病，喝酒过多会导致脂肪肝，不加节制甚至会转变成酒精性肝硬化。在家中吃饭，要根据自己的需求，使饮食荤素搭配，食量适度，营养合理。

✲ 保暖加温，防寒邪入侵

霜降时节，天气开始变冷，所以要注意天气变化，尤其是要注重保暖，及时增加衣物，以防寒邪入侵，还要注意不能赤脚，防止“寒从足生”。双脚离心脏最远，血液供应较少，再加上脚的脂肪层很薄，尤其容易受到冷刺激的影响。脚部受凉，很容易引起上呼吸道黏膜毛细血管收缩，导致抵抗力下降。呼吸道对冷空气的刺激也是非常敏感的，骤然降温会使得呼吸器官抵抗力下降，病邪乘虚而入，轻则引起外感咳嗽，重则使气管炎或支气管哮喘、哮喘性支气管炎发作。寒露时节气候多变，会导致早、午、晚及室内外温差较大，易使人伤风感冒，还会引起扁桃体炎、气管炎、肺炎等。慢性气管炎、哮喘病人，症状也会加重。因此，要养成睡前用热水泡脚的习惯，促进脚部血液循环，减少夏至酸痛的发生，缓解或消除一天的疲劳。

✲ 七情有度，保持好心态

中医认为，喜、怒、忧、思、悲、恐、惊七情能够致病，如喜伤心、忧思伤脾、怒伤肝等，这些都是情绪太过所导致。目前因为都市生活节奏太快，精神高度紧张，生活、工作压力太大，时间久了，情绪会起伏多变，使人容易出现亚健康状态。保持良好心态，就是用乐观的心态面对所有的事情，不要长时间过度劳累，要讲究方法适时地进行放松，如与朋友聊天、散步或逛商场等，学会休息与自我减压。面对问题要换位思考，多想好的方面，既要善于思考，也要善于倾诉。

节气养生锦囊

按揉球后穴和胃舒肠：用食指指腹对球后穴（位于面部，当眶下缘外1/4与内3/4交界处）进行按揉，时间为1分钟，以产生轻微的胀痛感为度。按摩球后穴，可以调整小肠机能，有利于小肠的吸收。

3. 终止秋冻，谨防“寒包火”

俗话说得好，“春捂秋冻，不生杂病”。的确，秋天气候开始转凉时，衣服不要穿得太多，捂得太严，对于提高机体抗寒能力是有一定帮助的。但是进入深秋之后，就要格外小心秋冻了。

特别是秋冬交接之时，应随时注意自己的行为。因为秋冬之交时，人体阳气渐收，自然界生机闭藏潜伏，天寒地冻。所谓“一场秋雨一场寒”，时常有强冷空气侵袭，气温骤降更是常有的事。若不注意防护，身体就会发生一些不良反应。所以，此时不要再一味强求秋冻，不但不利于养生，往往还会适得其反。

所谓“寒包火”，大多因身体本来有热，又感受寒邪发生，症状呈现寒热并见。寒气通过口、鼻、肌肤侵犯人体，稍不小心就会出现头痛、无汗、鼻塞、流涕、周身酸痛等感冒症状。由于寒邪束缚了体表，体内原本蓄积的火热不能向体外宣散，就如同被体表的寒邪“包裹”

起来，积在体内而呈现身体高烧不退的现象。这种内有蕴热、外受寒邪所引起的外感病，中医形象地称之为“寒包火”。

“寒包火”的发病特点是突然发病，表现为恶寒、发热，部分患者可有高热、头痛、周身关节肌肉酸痛，咽部干痛，咳嗽少痰，舌红苔黄等症状。这种感冒不属于流行性感冒，但也会在公共环境中相互传染。很多感冒患者在出现发热症状时，总是习惯性地按常规疗法服用退烧药。实际上，盲目服用退烧药，属于不治本先治标的方法，服药后患者本就容易出汗，再一见风，反而会造成病情恶性循环。还有人用辛凉解表药来治疗，这在中医看来更为不妥，拿凉药治热病，会造成寒气更重，治疗更麻烦。

用对付风寒或者风热感冒的药物治疗寒包火型感冒，非但无效，有时还会加重病情。而我们常用的西药，多为中枢调节、解热镇痛的药物，此类药物也属于散寒解表的感冒药，往往是服药后退烧了，但几小时后体温又升了起来。正确的做法是以疏风散寒、清热化痰的药物为主。

寒包火患者平时要多喝水、多休息，注意避风避寒。饮食上以清淡为主，多吃蔬菜水果，忌食辛辣、油腻、油炸类助湿生痰的食品。多喝一些豆浆、豆粥、米粥，对于保护胃气、增强人体正气大有益处。

此外，日常饮用的茶水对这场突如其来的感冒也有神奇疗效。萝卜具有顺气之功效、姜具有温经散寒的作用，而橘子皮可以健脾和胃、芳香化气，将三者放在一起煮水后饮用，不但能有助于药物更好地发挥疗效，还能起到预防感冒的作用。

对付“寒包火”，防风通圣丸非常有效，该药是解表通里、清热解毒的良药，适用于外寒内热，表里俱实，恶寒壮热，头痛咽干，小便短赤，大便秘结，风疹湿疮等症。方中的麻黄、荆芥穗、防风、薄荷疏风解表，可使外邪从汗而解；石膏、黄芩、连翘、桔梗清热泻火解毒，可散肺胃之热；大黄、芒硝泻热通便，滑石、栀子清热利湿，可使里热从二便分消；当归、白芍、川芎养血和血；白术健脾燥湿；甘草益气和中，调和诸药。诸药合用，汗下清利四法俱备。又配伍益气养血、护卫正气之药，使汗不伤正，下不伤里，共奏解表通里，清热解毒之功。不过得了寒包火型感冒之后，最好还是让医生根据您的具体情况开方，用此方也要严遵医嘱。

节气养生锦囊

咳嗽就按列缺穴：列缺穴是肺经的穴位，主治疾病为伤风、头痛、项强、咳嗽、气喘、咽喉肿痛、口眼歪斜、牙痛。此穴位于前臂桡侧缘，桡骨茎突上方，腕横纹上1.5寸处，用大拇指按揉1分钟即可。

4. 悲秋情绪来，中药配伍调精神

自古以来就有“伤春悲秋”的说法，秋天是抑郁症的高发期，霜降前后，万物凋零，人容易产生悲凉凄寂的感觉。

现代医学研究证明，人体大脑底部有一种叫“松果体”的腺体，能分泌“褪黑素”，这种激素可以促进睡眠，但是分泌过盛容易让人抑郁，气温的变化对其分泌会产生间接影响，特别是在冷热交替的换季时节。

从中医的角度来说，人体的五脏六腑、七情六欲和五行学说、四季变化存在着密切的关系，以五行学说中“金、木、水、火、土”的“金”为例：五脏之中，肺属金；七情之中，“悲”属金；四季之中，“秋”属金。所以，在秋季，尤其是秋雨连绵的日子里，人们除了容易“秋燥”，有时也容易产生伤感的情绪。

中药擅长调整情志，对症选用中药配伍泡茶饮用，会取得事半功倍的效果。下面几种配方就可以简单有效地调理情志问题。

✲ 地骨皮 + 桑白皮

人生气时容易导致气滞，气滞容易导致激素分泌紊乱，而使皮肤长出色斑，让你颜面憔悴、双眼浮肿、皱纹多生。相关研究显示，当女性在情绪低落时，一般药物对色斑的治疗都显得不尽如人意。这时可选用地骨皮、桑白皮各 3 克，泡水代茶饮服，具有开肺气、顺肝气的作用，而且还有美白肌肤的作用。

✲ 柴胡 + 黄芩

黄芩味苦、性寒；归肺、胆、脾、小肠经，有清热燥湿解毒、凉血安胎的功效。这一配伍取自小柴胡汤，柴胡泄半表半里之外邪，黄芩泄半表半里之里邪，二者相配能解少阳邪热，用于少阳半表半里之证；柴胡长于解郁，黄芩善泄热，二者相配可以疏理肝胆气机，又可以清泄内蕴湿热。

✲ 柴胡 + 薄荷

这个配伍取自逍遥散，柴胡升散解郁，薄荷凉散疏肝，二者配伍，疏肝解郁，可以治疗肝气郁滞之证。

✲ 柴胡 + 青皮

青皮味苦，性辛温、归肝、胆、胃经，有疏肝破气、消积化滞的功效。在这个配伍中，柴胡疏肝解郁而升，青皮破气、疏肝，二者相配，一升一降，畅达气机，有疏肝理气的功效。

✲ 柴胡 + 白芍

这个配伍取自四逆散，柴胡疏肝解郁，白芍养肝敛阴，一散一敛，有疏肝和血止痛的功效；白芍配柴胡能防止柴胡过于疏散。

✲ 川楝子＋醋延胡索

人生气时易伤胃气，使人不思饮食，久之必致胃肠消化功能紊乱。生气使胃肠中的血流量减少，胃肠蠕动减慢，食欲变差，严重时会引起胃溃疡。此时，可用川楝子、醋延胡索各5克，煎汤代茶饮，不但可以理胃气，而且具有改善胃肠道血液循环的作用，可增强胃肠道蠕动，改善食欲。

节气养生锦囊

霜降吃柿子：柿子的最佳成熟期就是霜降前后，此时的柿子个儿大，皮薄，汁甜，已经达到了最佳的食用状态。柿子不但有涩肠、润肺、止血、和胃的功效，还能补虚、解酒、止咳、利肠、除热、止血，有非常高的营养价值。

立冬

——敛阴气，护阳气

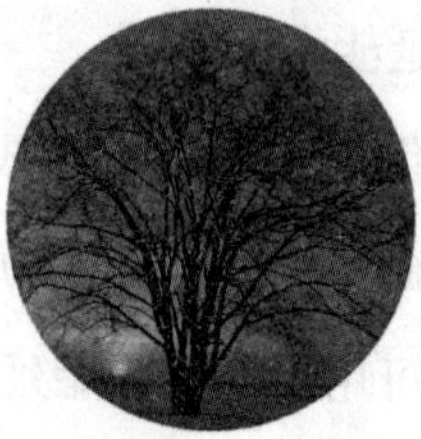

《立冬》

——李白

冻笔新诗懒写，
寒炉美酒时温。
醉看墨花月白，
恍疑雪满前村。

养生细节提醒：

◎起居宜早睡晚起，特别是老年人，如果时间允许，最好等到太阳升起，阳气升发的时候再起床。

◎穿衣服要注意不能穿得太多，也不能穿得太少。风湿病、关节炎患者制作冬衣的时候可以在肩胛、膝盖等关节部位用棉层或皮毛加厚。胃溃疡、哮喘、气管炎患者最好再多穿一件背心。

◎冬天进补应当以滋补、温补为主，切忌“大补”和盲目药补，饮食上应当选择利于保肾、性温的食物，如核桃、黑芝麻、枸杞子、羊肉等，以温补肾阳。

◎天冷的时候，人的四肢比较僵硬、活动受限。所以，运动前一定要先做热身活动，如伸展肢体、拍打全身肌肉、腹式呼吸、慢跑、轻器械的适量练习，等到身体微微出汗后再开始运动。

1. 冬主万物收藏，敛阴护阳由此开始

每年的11月7或8日为立冬节气。在立冬时节，太阳已经到达黄经225°。北半球所得到的太阳辐射量越来越少。在古代，我国民间习惯把立冬作为冬季的开始。

《月令七十二候集解》中把“冬”解释为“冬，终也，万物收藏也”。作物全部收晒完毕收藏入库，日照开始变短，光照逐渐减弱，天寒地坼，草木凋零，万物活动趋向休止，动物也藏起来开始冬眠。大自然的阴气极盛，阳气潜藏起来了。天人相应，人也应该顺应自然界“冬藏”的规律，起居饮食都要注意养阴藏阳。所谓“冬三月，此谓闭藏，水冰地坼，无扰乎阳”，说的就是这个道理。

立冬的到来，表明秋季农作物已经全部收晒完毕，储藏到库里面了，代表着冬天的来临，也含有万物收藏、规避寒冷之意。

在起居方面，讲究早睡晚起，达到收藏阳气的目的。现在人们的作息往往十分混乱，很多人要到凌晨一两点才睡，觉得晚上十一二点睡就已经很早了。那么，究竟什么时候睡觉才算是早睡呢？一更天也就是戌时，即晚上7点到9点入睡，才算是早睡。而所谓“晚起”，也并不是像现在很多人那样睡到日上三竿甚至临近中午才起。所谓“早卧晚起，以待日光”，晚起，只不过是不要在太阳出来之前起床，等到太阳出来，差不多六七点的样子，就该起床了。

早睡，目的在于保存阳气。冬天天气寒冷，夜晚寒气特别重，睡觉最能保护阳气内藏而不外泄。如果大半夜还在外面活动，就会损伤阳气，对身体不利。冬天太阳升起得晚，即使天亮了，屋外也还是寒气逼

人。如果起床太早，受到寒邪的侵袭，就会扰动身体的阳气，不利于“冬藏”。只有等到太阳升起，大自然的阳气中和了阴寒之气，这时起床活动对身体才好。但是，又不能起得太晚，因为起得太晚，阳气就会转为浊气，让人处于混沌状态，不清不明。很多人周末睡懒觉睡到上午十一二点，起来以后反而昏昏沉沉，原因就在于此。

在生活中还要注意防寒，在温暖全身的同时，特别要注意背部和足部的保暖。背部是足太阳膀胱经循行的主要部位，足太阳膀胱经主一身之表，具有防御外邪的作用，一旦受寒，就会损伤人体阳气，人就容易生病。背部保暖，最简单的办法就是穿一件贴身的背心，棉的或者羽绒的都有很好的保暖作用。“寒从脚底生”，双脚是离心脏最远的地方，脂肪薄，保暖能力差，血液供给不足，最容易受寒，特别要注意保暖。平常要注意穿保暖的鞋袜，还可以做一些跺脚、原地踏步等足部运动，晚上用热水泡脚后再睡觉，有利于双脚的保暖。

在这样寒冷的天气里，适当运动好处多多，不仅能够增加热量的产生，还能调节体温。但必须注意的是，立冬之后，运动也要适可而止，切不可像夏天那样大汗淋漓。因为汗出肌肤腠理大张，阳气容易外泄，反而对身体不好。

立冬过后天气寒凉，饮食要温补。正如《饮膳正要》中所讲：“冬气寒，宜食黍以热性治其寒。”多食羊肉、狗肉、牛肉、桂圆、胡桃肉、核桃、栗子、大枣、山药、木耳等，以抵御寒冷。反过来说，就是少吃生冷的食物，如螃蟹、海虾、西瓜、葡萄。但是，也不要过于燥热，要有的放矢地食用一些滋阴潜阳的食物。

立冬开始，人的精神也要保持内藏的状态。保持精神安静，想办法控制自己的情绪。遇事节怒，宠辱不惊。即使心中有压抑，也要采取适当的办法发泄，做到心态平和。

如此一来，阳气得以内藏。人体有了足够的阳气，抵御外邪的能力也增加了，自然能安安稳稳过冬。

节气养生锦囊

大白菜含水量丰富，高达95%，冬季天气干燥，多吃白菜能滋阴润燥、护肤养颜。白菜中丰富的膳食纤维能促进胃肠蠕动，减少粪便在体内存留的时间，帮助消化和排泄，进而减轻肝肾负担，防止多重胃病的发生。白菜中丰富的钠有助于机体排水，还能减轻心脏负担。

2. 冬吃萝卜夏吃姜，不用医生开药方

民间素有“冬吃萝卜夏吃姜”的说法，乍一听，还真让人难以理解。夏天本来就烦闷炎热，而姜也是热性的，却要吃姜；冬天严寒冷酷，应该补气血，而萝卜是泄气的，却要吃萝卜。难道这其中有什么玄机？我们从中医角度来理解。

《黄帝内经·四气调神大论》里详细讲解了春夏秋冬四季对应人体内阴阳气血的变化规律——“春生夏长秋收冬藏”，冬三月是“闭藏”的时节，万物凋零不再生长了，人体的气血也都藏到身体内部了。尤其是生活在北方的人都知道，过去的老百姓都有“猫冬”的习俗，冬天外面天寒地冻，再下上几场雪，老百姓无事可干，就都“猫”在热炕头上过寒冬。但是“猫”久了会怎么样呢？对此，医圣张仲景在《伤寒论》中就给出了答案：“十一月之时，阳气在里，胃中烦热”。11月就是我们常说的“冬至月”，我们都知道冬至这一天夜最长、昼最短，所以古人说冬至是一年中阴气最盛的时候，从这一天就开始进入数九严寒。此时身体外面阴气最盛，但身体内部反而是阳气最旺的时候，再加

上大家冬天都会进补，吃过多温热补益的食物，所以易导致胃中烦热。中医认为，萝卜是凉性的，明代著名医家李时珍也在《本草纲目》里说萝卜有“下气、消谷和中、去邪热气”的功效，所以正好能解胃中烦热。

冬天气候干燥，天气寒冷，人们习惯进补，都不爱出门，会让人的阳气汇到里面，形成一种内热的格局，从而出现口干舌燥，或者咳嗽。萝卜主要有生津液，降气消痰的作用，使人吃了以后，不仅能通气，而且还能润燥。“热者寒之，寒者热之”，在中医学上，这是用药或者食物的偏性来调理，来纠正人体出现的另一偏性。“冬吃萝卜夏吃姜”就是利用了这两种食品的寒热性，来进行阴阳调理。

冬吃萝卜还能宽中下气，这对于老年人特别重要，老年人容易出现消化不良，此时只能通过大量排浊气，也就是放屁来排浊，而萝卜恰恰在这个方面有所帮助，所以多吃萝卜的人，也会减少便秘的次数，这跟红薯的作用相类似。

冬吃萝卜还能起到消积导滞的作用，不但能够增强消化能力，而且能够帮助人体及时地排解掉体内的垃圾。萝卜中含有的芥子油和大量粗纤维，都可以促进肠蠕动，防止便秘，减少大肠中毒素的积聚，有利于预防大肠癌。萝卜中的维生素 A 和维生素 C 都很丰富，加之含有淀粉酶，有利于致癌物质亚硝胺的分解。现代研究还发现，萝卜中含有丰富的木质素，这种木质素可明显抑制肿瘤生长，并能使巨噬细胞活性增加。冬天吃萝卜既能够调节机体功能平衡，又体现了中医“治未病”的智慧。

节气养生锦囊

胡萝卜、白萝卜不宜同食：要想更好地发挥助消化、抗癌的食疗功效，最好生吃白萝卜；而胡萝卜则恰恰相反，只有用油炒熟食，里面的β－胡萝卜素才可以转化为维生素 A，预防夜盲症。

3. 立冬运动锻炼，冬泳益处多多

自古以来，人们对立冬的重视程度就高于其他节气，到了立冬这天，很多地区都会吃饺子，还有些地区要举行多种多样的庆祝活动。比较有意思的是，喜欢冬泳的人们就会用冬泳这种方式迎接冬季的到来。

无论是南方还是北方，冬泳都是人们喜爱的一种锻炼方式，冬泳有强身健体、抗衰延寿的作用，其主要益处如下。

✲ 增强心血管功能

人体受到冷水刺激后，全身的血液循环和新陈代谢大大加强。人的皮肤受到冷水的刺激，皮肤血管急剧收缩，大量血液被吸入内脏器官及深部组织，使内脏重要脏器的血管扩张。机体为了抗冷，皮肤血管很快又扩张，因而大量的血液又从内脏流向体表。这样有特点地一张一缩，使血管得到了锻炼，增强了血管的弹性。因此，冬泳有利于防治心血管疾病，在坚持常年进行冬泳锻炼的人中，患动脉硬化、高血压之类疾病的极其罕见。

✲ 保证重要器官的供氧量

冷水的刺激使人体外周血管关闭，更多地保证了重要的脏器，如心脏、脑、肝脏、脾脏的供血增加，让更多的氧气被及时地输送到大脑细胞中，有利于消除神经系统的疲劳。人体接触冷水后会急促吸气，呼吸暂停片刻后转为深呼气，然后恢复均匀而深长有力的呼吸，这种呼吸能使肺组织的弹性大大提高，吸进更多的氧气，呼出更多的二氧化碳，呼吸系统的功能也得到了加强。冷水的刺激能改善人体消化系统的功能，由于呼吸加深，膈肌升降幅度加大，从而加快腹腔的血循环，加强胃肠蠕动，并对邻近器官起一定的按摩作用。

✲ 促进肌肤血液循环

坚持冬泳的人皮肤红润有光泽，富有弹性。因为皮肤受到冷水刺激后，皮肤血管强力收缩，皮下脂肪增厚，血液循环旺盛，营养充分。

✲ 增强运动耐力

冬泳可以让肌肉纤维增多变粗，增强肌力，让运动的耐力、速度、灵敏性都得到提高。

✲ 缓解情绪紧张

在一定程度上，冬泳可以缓解人的紧张情绪，而且能减轻一些病痛。在冬泳过程中，人体为抵御寒冷产生的大量激素，特别是肾上腺素会使冬泳者精神振奋，身心得以放松。此外，进行冬泳锻炼还会减轻风湿病患者的疼痛，并能增强人体承受其他病痛的能力，而且冬泳在某种程度上还可消除一些炎症。

节气养生锦囊

不宜冬泳的人群：患有比较严重的高血压、心脏病、肾炎、肝炎、胃溃疡等疾病的人；患有中耳炎的人需防止水进入耳内不容易排出，引起中耳穿孔，不健议冬泳；16 岁以下与 70 岁以上人群不适宜冬泳；患传染性皮肤病及其他传染性疾病的人不适合冬泳；精神不健全的患者因缺乏自控能力，也不适宜冬泳。

4. 后背晒一晒，双脚分一分

进入冬季，很多人的工作会变得繁忙起来，精神紧张导致睡眠质量下降，早晨起床会发现自己的眼泡有点肿，这通常是阳气不足的表现。应对这种亚健康状况，最简单的方法就是晒太阳。

冬季里，寒邪猖狂，容易威胁人体健康。从中医的角度来说，寒为阴邪，容易伤及阳气，人体的阳气如同天上的太阳，滋养万物。没有阳气，人体就会失去新陈代谢的活力，体质也会越来越弱，变得越来越怕冷。人也会逐渐变得沉闷、胆怯。

如果你发现自己有拖延的毛病时，就要提早注意，很可能是因为你体内的阳气不足。冬季应当注意封藏，以养护阳气。人和大自然之气相通，适当晒太阳是非常好的补益身体的方法。冬季的自然规律是阴盛阳衰，因此多晒太阳能强壮阳气、温通经络。体内阳气充足，内心的阴霾也就会被驱散，心情舒畅，病邪自然不复存在。

不过，晒太阳要掌握一定的方法。古人认为，头为诸阳之会，不宜直接对着太阳，防止阳气过旺，因此，晒后背最合适。《老老恒言》上有记载："背日光而坐，脊梁得有微暖，能使遍体和畅。日为太阳之精，其光壮人阳气。"

每天背对着阳光，之后闭上眼睛做几十个腹式呼吸，此为入冬补阳第一大法，这样晒一个立冬节气之后，你就会发现身体的疲劳感消失，白天精力十足，夜间的睡眠质量也非常好。

立冬时节，阳气初生，火力方微，应当顺应体内阳气之潜藏调理肝肾。没事的时候可以练习分双脚，有强骨补肾的作用。

具体操作方法：坐姿，双腿伸直，双脚分开，将脚尖回勾，双手抓住脚趾，让身体慢慢下压，坚持片刻后恢复自然状态。每天做这个小动作几次，就能轻松补益肝肾。

大腿内侧走肝、肾经，肝藏血，肾藏精，做双腿分开下压的动作可以拉伸肝、肾经，补益肝肾。而且脚底处有一横一竖两根“地筋”，一个养肝，一个养肾，肝肾一起锻炼，才可以协调一致，此动作能同时锻炼肝肾功能。

每天早晨锻炼几分钟，精力充沛，一整天都会精神饱满。晚上锻炼几分钟，有助于提高睡眠质量，轻松入眠。长期坚持，能明显增强肝、肾功能，进而护肝护肾。而且还要注意，做此动作的时候不必刻意要求身体紧贴在大腿上，只要感觉腿后大筋有拉伸感即可。锻炼的时候不要过于用力，否则经络会感到不适，只有身体自觉舒适才能起到补益的作用。

节气养生锦囊

适当通风更健康：隆冬腊月，为了驱寒保暖，人们往往喜欢紧闭门窗。冬季紧闭门窗的做法虽然保住了室内的温度，但却使室内的空气质量急剧下降，从而使人失掉了另一样对健康最重要的东西，即良好的空气质量。适当通风可以保持空气质量，有利于人体健康。

小雪

——养神气，防内火

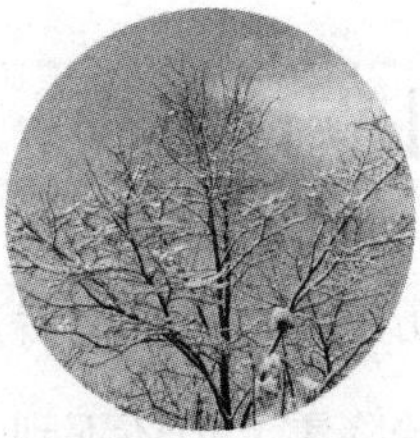

《白雪歌送武判官归京》

——岑参

北风卷地白草折，
胡天八月即飞雪。
忽如一夜春风来，
千树万树梨花开。

养生细节提醒：

◎雪后气温会下降，需要做好御寒保暖，防止感冒的发生。

◎小雪时节，外出机会减少，人们闷在家中很容易情绪低落。此时应注意精神调养，多听音乐、晒太阳，以调节心情。

◎尽量减少夜生活，按时作息。

◎冬季是藏精的大好时机，性生活不宜过频，宜收敛。

◎室内有暖气，外面寒冷，人们穿得严实，体内的热气散发不出去，就很容易上火。很多人会感到口干鼻燥，此时可以喝点白菜豆腐汤、羊肉白萝卜汤等。

1. 小雪时节日照少，当心抑郁来敲门

小雪时值公历 11 月 22 日前后，这时太阳到达黄经 240°。此时因气温急剧下降而开始降雪，但还不到大雪纷飞的时节，所以叫小雪。小雪前后，黄河流域开始降雪（南方降雪还要晚两个节气）；而北方已进入封冻季节。“荷尽已无擎雨盖，菊残犹有傲霜枝”，这时已呈初冬景象。

小雪三候为：“一候虹藏不见；二候天气腾，地气降；三候闭塞成冬。”这就是说，此时由于不再有雨，彩虹也不会再出现。由于天空中的阳气上升，地中的阴气下降，导致天地不通，阴阳不交，所以万物失去生机，天地闭塞而转入严寒的冬天。

小雪节气前后天气常阴冷，此时人们的心情也会受到影响，特别是抑郁症患者，在日照减少的情况下更易加重病情，这里着重分析一下在光照少的日子里，抑郁症患者应该学会如何调养自己。

喜、怒、忧、思、悲、恐、惊七情变化属正常的生理现象，并不会致病。只有在突然、强烈或长期持久的刺激下，才会影响到人体的正常生理，使脏腑气血功能发生紊乱，导致疾病的发生。正如“怒伤肝、喜伤心、思伤脾、忧伤肺、恐伤肾”，说明人的精神状态反映和体现了人的精神心理活动，而精神心理活动的健康与否直接影响着精神疾病的发生、发展。

中医认为，非正常的精神活动与抑郁症的关系十分密切，把抑郁症的病因归结为七情所致不无道理，那么调神养性对抑郁症患者就显得格外重要。

比如《素问·上古天真论》曰：“虚邪贼风，避之有时，恬淡虚无，

真气从之，精神内守，病安从来？”又如《素问·生气通天论》云：“清静则肉腠闭拒，虽有大风苛毒，弗之能害，此因时之序也。”古人从内外两个方面说明：对外，要顺应自然界变化和避免邪气的侵袭；对内，要谨守虚无，心神宁静。这也是“静者寿，躁者夭”的最好说明。

闲暇时可以泡一杯疏肝解郁的药茶来喝。正如《千金要方·食治》中所说：“食能祛邪而安脏腑，悦神，爽志，以资气血。”用玫瑰花、茉莉花、素馨花、佛手花各3克，加适量的热水冲泡，频频饮用，每天1剂。玫瑰花味甘微苦、药性温和，最明显的功效就是解郁，被称为“解郁圣药”，舒发体内郁气，起到镇静、安抚、抗抑郁的功效。茉莉花也具有平肝解郁的功效，素馨花有理气的功效，佛手花疏肝理气。这四种花加在一起，相辅相成，相得益彰，缓解抑郁情绪的效果很好，冬季有抑郁情绪的朋友不妨一用。

再者，寒冷的冬季，大家都习惯窝在家里，懒得出门与朋友小聚。怎么办呢？可以把自己的兴趣爱好拾起来，看书、写字、养花、下棋等，无一不可。有人说，这些我都不喜欢。那么，上网找找喜剧片来看，或是陪家人听听相声，都是好的。正如清代医学家吴尚所说：“七情之病，看花解闷，听曲消愁，有胜于服药者也。”

总的来说，解决冬季抑郁的问题，心态很重要。要是整天想着自己的不开心，那就很可能越来越不开心，要是想些适合的办法来调节不开心，终将走出抑郁的小情绪。即使是在寒冬，也能让心情如春光般明媚。

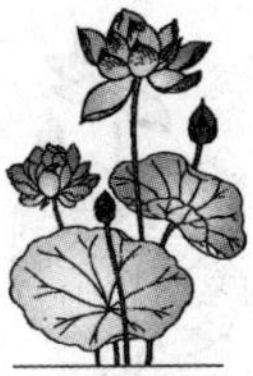

节气养生锦囊

季节性情绪失调要警惕：睡眠增加但白天仍感到困倦；焦躁、疲劳或精力下降；性欲减退；注意力难以集中；思维不清晰；食欲增加引起体重增加，特别是甜食和碳水化合物摄入过多。若这些症状没有持续两周以上，可能是暂时性的情绪低落或者疲劳表征，可以通过加强锻炼、增强社交、多晒太阳等手段加以改善；如果每天大部分时间如此，并且持续两周以上，则最好尽早前往心理、精神专科就诊或是寻求专业的心理辅导。

2. 小雪时节多吃黑，反季果蔬要慎食

小雪时节，天气干燥，温度较低，人体受寒气侵袭，此时选择一些黑色的食物最为适宜。因为过多的热性食物容易导致上火，所以饮食调理上更要注意滋补肝肾、清泻内火和保养肌肤。此时适当吃点黑色食物，不仅可以补养肾气，抵抗寒冷，而且能够润肺生津，具有很好的保健功能。

黑色食品能增强体质，预防疾病，延缓衰老，又能暖身暖胃，最适合用来制作初冬季节的养生粥。黑米是滋补佳品，有开胃益中、健脾暖肝、明目活血、滑涩补精等作用，可治少年白发，也可供孕妇、产妇补虚养身。黑芝麻有养肤、补血、明目、补肝肾、祛风、润肠、生津、通乳、养发等功效。现代饮食科学研究发现，由于其富含不饱和脂肪酸、维生素 E 和钙，故有助于降低胆固醇，防治高血压。

另外，维生素 E 对皮肤也很有好处。黑豆富含人体所必需的氨基酸、不饱和脂肪酸、钙、磷等，常食可排脓拔毒，消肿止痛，对防治高血压、高血脂、心脏病大有裨益，还能防老抗衰。黑木耳可改善贫血，降低血液黏稠度，预防脑血栓和心肌梗死。海带、紫菜含有丰富的褐藻胶、碘、钙等成分，有助于软化血管，促进甲状腺素的合成与分泌，提

高机体抗病能力。此外，黑色的鱼类也属于黑色食物。例如，泥鳅味甘性平，有暖中益气、清利小便、解毒收痔之功效；鳝鱼味甘性温，具有补虚损、除风湿、强筋骨的功效；鲤鱼味甘性平，具有利水、消肿、下气、通乳等功效。

可见，黑色食物的确都是补肝益肾的好选择，冬季多食用，对于那些阳气不足的体弱者、老年人、妇女、儿童十分有益，可增强他们的抗寒能力。冬季除了可以多吃黑色食物，还要注意少吃反季果蔬。过去，人们一到了冬天，餐桌上就只有萝卜、白菜等几种常见的蔬菜。而现在，随着大棚技术的广泛推广，即使是雪花飘飘的冬天，茄子、番茄、黄瓜等本来夏天才能够吃到的蔬菜也是随处可见。反季节蔬菜大大丰富了人们的餐桌，深受人们的欢迎和喜爱。在尽情畅享舌尖上的美味时，你有没有想过，反季节蔬菜正在潜移默化地伤害着我们的身体。

正所谓“一方水土养一方人”，你在什么地方居住，就要按照这个地方的基本环境和气候去调养自己。食物只有在不同环境中，才能发挥自己属性的最大作用。我们吃的每一种蔬菜和每一种谷类，只有到那个时令，到那种最饱满状态的时候，才是最佳的。为什么这么说呢？

大棚培养出来的蔬菜存在以下几点问题。农药残留过多、有机磷残留过多、转基因、植物激素的应用等，都存在健康隐患。所以，从科学的角度上说，吃反季蔬菜对人体健康的弊端还是很多的。中医同样不提倡吃反季蔬菜。食物和药物一要讲究“气”，二要讲究“味”。《黄帝内经》中有一句名言叫作“司岁备物”，就是说要遵循大自然的阴阳气化采备药物、食物。这样的药物、食物得天地之精气，气味醇厚，营养价值才高，所以我们应该顺应节气，吃节气菜，尽量少吃反季节蔬菜。动植物在一定的生长周期内成熟，含的气味才够。违背自然生长规律的菜，违背了春生夏长秋收冬藏的寒热消长规律，会导致食品寒热不调、气味混乱，成为所谓的“形似菜”。没有时令的气质，是徒有其形而无其质。

孔子曾说：“不时，不食”，说的也是这个道理，翻译成白话文的意思就是，不符合节气的菜，尽量别吃。此外，反季蔬菜还存在着以下隐患：大棚蔬菜容易积累农药；运输时间长，营养损失多；营养及口感略逊一筹等。

所以，冬天里，不要为了贪一时的口舌之快，顿顿吃反季节蔬菜，而应该多吃萝卜、白菜这些应季的蔬菜，既健康又营养，应当把它们当作我们餐桌上的常客。

节气养生锦囊

拍打肘窝去肺火：拍打肘窝可以排除心肺火气和毒素，肘窝是个经络密集的地方，分别有肺经、心包经、心经三条经络通过，因此按揉这个部位能排除心肺的火气和毒素。如果咽喉肿痛，痰黄气喘，咳嗽咯血，心烦心热，口腔溃疡，失眠多梦等，可以搓红手掌，在肘窝处连续拍打5~10分钟。

3. 风湿病卷土重来，当祛除风湿寒邪

小雪节气到来，真正的严寒来临，风湿病的发作也更加频繁。天冷不注意保暖，是风湿病发作的一个重要因素。

得了风湿病的人，明显能够感觉到，在严寒的天气里病情会加重，全身疼得厉害，有的晚上连觉都睡不好。小雪来临，我国的绝大部分地

区都已经进入冬季了。冬季严寒，到处都阴寒冰冷，这对于风湿病人来说无疑是一件十分痛苦的事情。所以，进入小雪，如何对付风湿病就成了必须解决的问题。而要解决风湿病的问题，首先得明白风湿病到底是什么。

风湿病，学名叫作风湿性关节痛。表现为受寒以后髋、膝关节或双下肢有冰冷感，并有肢体、关节、肌肉的疼痛、肿胀，严重的会出现麻木、屈伸不利等。由于类风湿往往也有相似的表现，所以很多人分不清这两种疾病，甚至将二者混为一谈。而这两者有实质上的差别，不可混淆。最简单的分辨方法，从外观看，风湿病初期不肿，后期关节不变形；类风湿初期手指、足趾小关节呈现对称性肿胀，后期关节变形。

《黄帝内经》中就说："风雨热寒，不得虚，邪不能独伤人也。"如果本身素体虚弱或是劳累过度，导致体内气血不足，腠理空疏，要是再遇上久居寒冷潮湿的地方，或者冒雨涉水，风寒湿邪就会乘机侵入人体，注于经络，留于关节，导致气血运行不畅，从而出现关节疼痛、局部肿胀、弯曲不利等，形成风湿病。正如《济生方》所讲："（痹症）皆因体虚，腠理空疏，受风寒湿气而成痹也。"

风湿病属寒痹症，不累及心脏、不破坏骨质，用祛风散寒、活血化瘀的法子就可以治愈。那么，具体怎么治疗呢？在古代，谁要是得了风湿病，大夫就让其脱去衣服坐在土坑中，用热水从患者头上淋浇，等到患者浑身发热冒汗，就用竹盖子将土坑盖上，让患者在里面发汗，以达到治愈风湿病的目的。因为热水可以痛经活络，能把风湿之邪通过汗水发散出来。

现在，这样古老的办法用得少了。我们可以通过其他外治法来治疗。用椒艾汤熏洗患处，能达到较好的疗效。取花椒、艾叶、土茯苓各20克，川乌、草乌、防风、追地风、路路通、威灵仙、红花、细辛各10克。将所有药物放入锅中，加水3000毫升，煎煮30分钟，去渣取汁，倒入盆中，熏洗患部。每次半小时，每天2次，一剂药可用两天。注意，熏洗后要注意保暖，避免寒凉、风吹。方中都是祛风除湿、温经通络、散寒止痛的药材，用来治疗风湿病是再好不过了，一般连用一周左右，就可以收到可观的疗效。

除了外治，内调也能达到良好的治疗效果。用食疗，取桂枝10克、葱白2根，生姜3片，大米100克。桂枝洗净后放入锅中，加入适量清水浸泡10分钟左右，加适量水煎取汁。把大米倒入桂枝汤中煮粥，快熟的时候加入葱白和姜片，再煮一会儿即可。粥一定要趁热吃，凉了以后效果会大打折扣。方中桂枝辛甘，具有发汗助阳、温经通络、散寒止痛的功效，与生姜同用，更是温经散寒，对于经络、肌肉、关节等处的风寒之邪有很好的驱散作用，可以缓和风湿病带来的疼痛。

当然，要从根源上杜绝风湿病，就要在生活中规避风寒湿邪。特别是在寒冷的冬天，更要注意保暖。经常用热水泡脚，避免沾冷水。远离生冷刺激的食物，当关节红肿热痛时，姜、辣椒、葱、羊肉、狗肉等辛热燥火的食物也是不能吃的。只有注意了这些细节问题，才能从根本上对抗风湿。

节气养生锦囊

拍打膝窝祛湿热毒：膝窝的中点是委中穴，此穴走膀胱经。膀胱经是人体最大的排毒祛湿通道，而委中穴是这个通道的“排污口”，搓红双手手掌，连续用力拍打5~10分钟，每周拍打一次，能清除体内的湿热。

大雪

——防寒气，保温暖

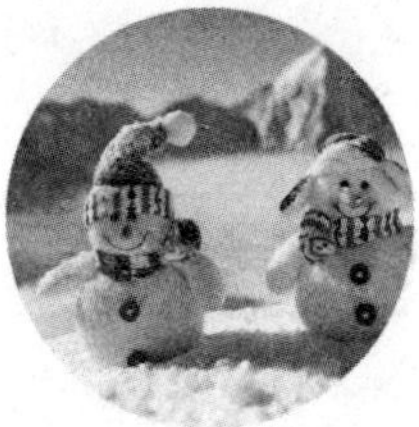

《江雪》

——柳宗元

千山鸟飞绝，
万径人踪灭。
孤舟蓑笠翁，
独钓寒江雪。

养生细节提醒：

◎大雪时节要做好脖子的保暖工作，特别是颈椎不好的人，更要穿上高领衣服，出门的时候戴好围巾，将围巾系在胸口，还能减少寒冷对心脏、脾胃的侵袭。此外，冬季出门尽量戴好帽子。

◎脚部保暖工作很重要，宜穿上长棉袜、棉靴，临睡前用热水泡脚，按摩足心涌泉穴。

◎大雪时节应适当进补，而且要因人而异。除了食补，还可以进行药补、酒补，但是面红或脾气急躁者不宜饮酒。

◎大雪时节阴气较盛，阴虚的人喝水能养阴，宜调整体内的阴阳平衡。

◎即使是寒冷的天气，晚上睡觉的时候也应该少穿衣服。因为衣服穿多了会影响血液循环，造成体表热量减少，哪怕是盖上较厚的被子，仍然会感到冷。

1. 大雪时节宜进补，东西南北各不同

大雪节气是指太阳到达黄经255°时，在每年12月7日前后，“大雪”从字面上理解，表示降雪开始大起来了。《月令七十二侯集解》：“十一月节，大者盛也，至此而雪盛也。”我国古代将大雪分为三候：“一候鹃鸥不鸣；二候虎始交；三候荔挺出。”这是说此时因天气寒冷，寒号鸟也不再鸣叫了；由于此时是阴气最盛时期，正所谓盛极而衰，阳气已有所萌动，所以老虎开始有求偶行为；“荔挺”为兰草的一种，也感到阳气的萌动而抽出新芽。此时，我国黄河流域一带渐有积雪，北方则呈现万里雪飘的迷人景观。

有句农谚说，“大雪冬至雪花飞，搞好副业多积肥”。人们盼着在大雪节气中看到“瑞雪兆丰年”的好兆头，可见大雪节气的到来，预示着来年的吉祥与否。大雪节气后，天气越来越冷，此时寒风萧萧、雪花飘飘。俗话说“小雪封地，大雪封河”“冬天麦盖三层被，来年枕着馒头睡”，美丽的雪景，如诗词描述“山舞银蛇，原驰蜡象”。雪可以使城市空气清新湿润，也能祛除很多温病。

冬季是匿藏精气的时节，此时气候寒冷，人体的生理功能处在封藏沉静的状态，人体内的阳气内藏、阴精固守，是集体能量的蓄积阶段，也是人体对能量需求较高的阶段。需要注意的是，我国幅员辽阔，地理环境各异，人们的生活方式也不同。同属冬令，各地的气候条件迥然有别，人们进补的食物也不同。也就是说，进补也要因地制宜，应根据实际情况有针对性地选择温补、平补或清补，万不可盲目进补。

一般来说，北方因气候寒冷，进补应以温补为主。温补就是用温热

性食物，如核桃仁、大枣、龙眼肉、猪肝、鳝鱼、海虾等来进行补益，注重补肾养精助阳，适用于阳虚或气阳亏损，如肢冷、畏寒、乏力、疲倦、小便清长而频或水肿等患者。阳虚严重者需用大温大热之品，如牛肉、羊肉、狗肉等。

长江以南地区因冬季气温温和得多，所以进补应以平补为主，可适当增加鸡、鸭、鱼类。平补有两种意义：一种是饮用不热不寒、性质平和的食物，如粳米、玉米、水果、蔬菜，部分禽、蛋、肉、乳类、扁豆、白菜、鹌鹑、牛奶等；另一种是饮用既能补气又能补阴的食物，如山药、蜂蜜等，以及既能补阳又能补阴的食物，如枸杞子。

南方的气候特点是湿热，而舌苔是最能反映湿热的指标，尤其是肠胃方面的症状。黄苔一般代表热，厚白苔则表示湿，这种情况就意味着此时不宜进补，而应清热除湿。

地处高原山区，因雨量少气候偏燥，所以进补应以清补为主。清补是用性质平和或偏寒凉的食物，以甘润生津之品的水果、蔬菜、冰糖为宜，如萝卜、冬瓜、西瓜、小米、苹果、梨、黄花菜等。

此外，还要因人而异，因为食有谷肉果菜之分，人有男女老幼之别，体质有虚实寒热之辨。本着人体生长规律，应按照少年重养，中年重调，老年重保，耄耋重延的原则来进补。冬季进补，应尽量利用当地、当令的特产。食补贵在持久，一次进补量不可过大，更不应急于求成。只有这样，才能做到进补得当，补出真正的好身体。

节气养生锦囊

冬季羊肉最养身：据《本草纲目》记载，羊肉有补中气、益肾气等功效，同时它也是历来民间冬季进补的重要食材。按照现代中医学观点来看，适时多吃羊肉，可以增加体内消化酶，有保护胃壁、帮助消化等作用，同时还能起到祛湿、避寒、暖心胃等作用。

2. 睡不醒的冬三月，小窍门提精神

在严寒的冬天，很多人会出现一种怪现象，怎么睡也睡不醒，一觉起来浑身乏力，而且睡得越多就越想睡。有人曾开玩笑说："真想像刺猬那样冬眠，一睡就是几个月，那该多好。"这就是俗语所说的"睡不醒的冬三月"。

一般来说，睡不醒也就是没睡够，那就多睡一会儿补个觉，自然就好了。可是这冬天睡不醒，还越睡越没精神又是怎么一回事呢？冬季精神不好，主要是因为体内能量不足、气血不够旺盛所致。

俗话说，"人活一口气"，气是生命活动的根本和动力，"无气则死矣"。正如明代著名医学家张景岳所说："夫生化之道，以气为本，天地万物，莫不由之……人之有生，全赖此气。"《圣济总录》里也有"万物壮老，由气盛衰"的说法，并认为"人之有是形也，因气而荣，因气而病"。

人体要是气虚了，精气神就不在了，整个人蔫儿了，整天无精打采，只想躺在床上睡觉。可是久卧伤气，睡得越多越伤气，所以睡得越多越没精神。可见，久睡并不是解决冬日里睡不醒的好法子。要想提起精气神来，还得补气。可以通过以下几种方法来激活体内的气血运行，振奋精神。

窍门一：补充能量，适当吃些葡萄。葡萄中富含葡萄糖和果糖，进入人体后能转化为能量，迅速增强体力，有效消除人体的疲劳，所以常吃葡萄，对神经衰弱、过度疲劳都有补益作用。

窍门二：吃点醋，消除疲劳。劳动或运动过度，会出现肌肉酸痛的

现象，因为运动能加速新陈代谢，使肌肉中的乳酸增多所致。醋可以使机体内蓄积的乳酸完全氧化，加速疲劳的消除，除了多吃点醋，适当吃些富含有机酸的水果也有效。

窍门三：深呼吸，化解紧张情绪。深呼吸能减慢心跳的速度，减少神经压力，降低血压，每天做 10 ~ 15 次深呼吸练习，能让空气充满胸部和腹部，之后慢慢呼出，每分钟呼吸 6 次。

窍门四：伸展运动，增加吸氧量。双脚分开与肩同宽，身体略微向前倾，之后轻轻弯腰。手指交叉向外翻，双臂前伸。保持 10 秒钟，放松，之后重复此动作。这个动作能减轻肌肉张力，加速血液在体内的循环，还能帮助人体将氧气输送至大脑等。

窍门五：按医嘱服用补气中药材。补气的药物很多，人参、黄芪之类大补的药物没有必要，在这里用西洋参就行。方法很简单，去药店买一些西洋参切片，每次用 3 ~ 6 克，放到杯中，用沸水冲泡，盖上盖焖闷置 15 分钟，代茶频饮，一天之内喝完，最后将参渣吞下。

西洋参味甘、微苦，性凉。在补气的同时还能养阴，不至于太燥反伤身。而且西洋参补气见效要比党参快得多，党参补气的效果也好，不过需要长期使用，在不用西洋参的时候，平常炖汤里面加点党参也是不错的。而且西洋参用起来方便，跟平常喝茶没别什么区别。

窍门六：早睡早起精神好。虽然冬季宜多睡，不过并不提倡以多睡来解困乏，但是睡眠必须保证充足。冬天讲究早睡晚起，尽量在晚上 9 点左右睡，最晚也不要超过 11 点，早上 7 点左右起，不要太早，也不要太晚。平常闲暇之时，不要只窝在家里，趁着阳光明媚的时候，到屋外走走，吸收一点冬日里温暖的阳光，不仅可以补充体内的阳气，还有利于解除困乏。

节气养生锦囊

补气山药粥：用干山药片50克左右，或是鲜山药200克洗净切片，与粳米100克一同煮粥，可以每天作为早餐或者晚餐来吃。山药补中益气，可以药食两用，每天吃一次，连续吃一段时间，会大大改善全身困乏、没有精神的情况。

3. 冬季易发冻疮、口臭，小妙招解难题

大雪时节天气寒冷，如果不注意保暖，裸露在外的肌肤如鼻子、耳朵、面部、手、脚等部位就易发生冻疮。那么在日常生活中，该如何防治冻疮呢？

首先要做好保暖，出门的时候戴上手套、防风耳套、围巾，鞋子也要能保暖。容易出汗的人可以用吸汗鞋垫和袜子，尽量保持脚部干燥，女性要避免穿尖头高跟鞋，以免造成脚部血液循环不畅，尽量穿舒适的平底鞋。

坚持体育锻炼或适当运动也能促进周身血液循环，提高机体抗寒能力，进而预防冻疮。对于伏案工作者而言，久坐后要适当起身活动，进而促进气血流通。发生冻疮之后，要先用温水浸泡，千万不能立刻烘烤或者用热水烫洗，防止局部溃烂。对于新发冻疮没有溃破者来说，可以取麝香止痛膏贴在患处，也可以用红花油、活络油等外搽。

未溃破的冻疮可以用生姜、胡萝卜来防治。将生姜切片后用小火烤一下，来回搓、擦患处，能防治冻疮。为了防止手脱皮，手要保持洁净干燥，尽量少沾水，多吃富含维生素A的食物，如动物肝脏、蛋黄、牛奶、胡萝卜等。

细心的人会发现，一到冬季，自己就容易口臭，这是怎么回事？因为寒冷季节，人们不经常运动，肠胃运化不畅，易产生口臭，那么有没有什么方法能清新口气？

可以适量饮用葡萄酒。葡萄酒中富含柠檬酸，是众多酒精饮料所不具备的。适量饮用葡萄酒能预防、纠正酸中毒，还有利尿排毒的作用。

经常食用海带、紫菜有助于排毒。海带、紫菜中含大量胶质，能通便，促进体内的放射性毒素随大便排出体外，肿瘤患者接受放、化疗时多吃海带大有益处，能净化血液。

豆豉有助于排毒。豆豉有助消化、增强脑力，提高肝脏解毒能力的功效。还可以促进体内新陈代谢、消除血液中的毒素，净化血液。此外，豆豉中含有的尿激酶能溶解血栓。

喝绿茶能促进排毒。绿茶中含多种解毒因子，容易和血液中的有毒物质结合，加速从小便排出。经常喝绿茶还能防癌抗癌、降血脂，吸烟多的人喝绿茶能减轻尼古丁的伤害。

常吃黑木耳。黑木耳有抑制血小板凝集的作用，能降低胆固醇，对心脑血管疾病有益。黑木耳中的胶质可以将残留在人体消化系统中的灰尘吸附、聚集并排出体外。

经常吃粗粮。粗粮中含有许多细粮所缺乏的特殊的维生素和矿物质，有助于保持大便畅通，防止体内的毒素滞留在肠道内。

经常吃高纤食物。芹菜、红薯等高纤维食物中富含膳食纤维，而膳食纤维能很好地清除肠壁上的废物。

清晨一杯水。早上5—7点，人体大肠经最为活跃，此时空腹喝200毫升的温开水，有助于清肠排毒，千万别喝凉水。

多吃新鲜的绿叶蔬菜和水果。绿叶蔬菜多为碱性，可以让体液保持弱碱性，进而清除血液中的有毒物质。水果虽然多呈酸味，但是它们可以将积累在细胞中的毒素迅速溶解，最终通过排泄系统排出体外。

运动排毒法。每天快走 30 分钟，最好每天做一套健身操，有助于促进人体新陈代谢，帮助体内的垃圾毒素通过流汗、排便等方式彻底释放。

自我安排排毒法。在肚脐下用手掌掌心沿着顺时针方向按摩 50 下，每天早晚各按 1 次。此按摩方法有非常好的通便功效。

节气养生锦囊

大雪吃“三雪”：雪藕含有淀粉、蛋白质、天冬素、维生素 C 及氧化酶成分，生吃可辅助治疗肺结核咯血、衄血等症，熟吃有健脾开胃、止泻固精功效。雪菜性温，味甘、辛，归肝、胃、肾三经，含有胡萝卜素和大量食用纤维素，可防治便秘，适宜老年人及习惯性便秘者食用。雪梨有生津润燥、清热化痰的功效，药用价值很高，是做“雪梨膏”的好材料。

4.“大雪”慎防中风、心脏病、消化道溃疡

大雪节气的气温急降对人体的影响非常大，血压、气管、肠胃等都可能由于天气寒冷而有所变化。此时，预防脑卒中、心脏病、消化道溃疡就变得十分必要。

✻ 防脑卒中

对于血管弹性差的人，气温急剧变化会带来血压波动，引发脑卒中。寒冷可使人的交感神经兴奋、血液中的儿茶酚胺增多，导致全身血管收缩。同时，气温较低时，人体排汗减少，血容量相对增多，这些原

因都可使血压升高，促发脑溢血。因此，首先要重视高血压、冠心病、糖尿病、动脉硬化等原发疾病的治疗，其次注意发现脑卒中先兆，如突然眩晕、剧烈头痛、视物不清、肢体麻木等。

在日常饮食中，可以适当增加类黄酮、番茄红素含量丰富的食物，因为此类食物能捕捉氧自由基，对防止血管狭窄和血凝块堵塞脑血管有积极作用，富含类黄酮与番茄红素的有洋葱、香菜、胡萝卜、南瓜、草莓、苹果、红葡萄、番茄、西瓜、柿子、辣椒等。增加高钾食物的摄入，每天进食菠菜、番茄、土豆、柑橘等高钾食物，能降低脑卒中的发生危险。

✼ 防心脏病

心脏病包括心绞痛、心肌梗死等。隆冬季节与冬末春初为急性心肌梗死的两个发病高峰期，其原因除了气温偏低刺激人体交感神经，引起血管收缩外，寒冷还能增加血中纤维蛋白原含量，血液黏稠度增高，易导致血栓形成而阻塞冠状血管。此外，病变的冠状动脉对冷刺激特别敏感，遇冷收缩，甚至使血管闭塞，导致心肌缺血缺氧，诱发心绞痛，重者发生心肌梗死。因此，老年人应重视防寒保暖，根据天气变化随时增添衣服、被褥，以防寒冷侵袭，还要定期进行心血管系统体检，在医生指导下选用溶栓、降脂、扩血管和防心肌缺血、缺氧的药物。

平时还要注意减少高脂类食物的摄入，保持体重，减少铁质的摄入，多喝水，以减轻心脏负担。适当补充B族维生素，可以吃些坚果类食物，如花生、杏仁，因为坚果中富含对心脏有益的氨基酸和不饱和脂肪酸，能降低患心脏病的风险。

✼ 防消化道溃疡

由于寒冷刺激，人的神经系统兴奋性增高，支配内脏的自主神经处于紧张状态，在副交感神经的反射作用下，致使胃肠调节功能发生紊乱，胃酸分泌增多，进而刺激胃黏膜或溃疡面，使胃产生痉挛性收缩，造成胃自身缺血、缺氧，从而引起胃病复发。因此，要注意胃的保暖和饮食调养，日常膳食应以温软淡素、易消化为宜，做到少食多餐、定时定量，忌食生冷，戒烟戒酒，还可选服一些温胃暖脾的中成药。

日常饮食宜选择营养价值高、易消化的食物，如牛奶、鸡蛋、豆浆、鱼、瘦肉等。经加工烹调使其变得细软易消化、对胃肠无刺激，同时补充足够热能、蛋白质和维生素。

节气养生锦囊

养阴生津润燥食疗方：取玉竹、黄精各15克，制首乌、生地、熟地各30克，猪腰1对，猪瘦肉250克。将猪腰、瘦肉洗净加药炖2小时，喝汤吃肉即可。

冬至

——一阳生，养精气

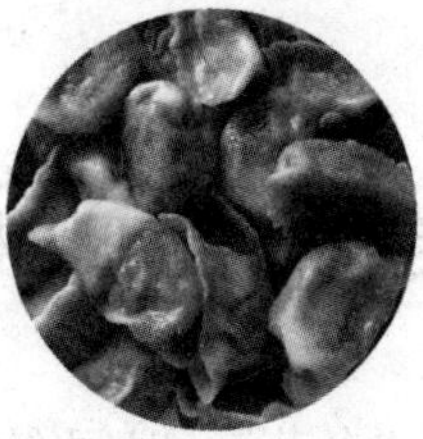

《小至》

——杜甫

天时人事日相催，
冬至阳生春又来。
刺绣五纹添弱线，
吹葭六琯动浮灰。
岸容待腊将舒柳，
山意冲寒欲放梅。
云物不殊乡国异，
教儿且覆掌中杯。

养生细节提醒：

◎饮食宜“三多三少”，即蛋白质、维生素、纤维素多，糖类、脂肪、盐少。此外，饮食宜温热。

◎冬养肾，而肾主智，生髓通脑。所以，上班族宜合理用脑，避免过度劳累，积劳成疾。

◎咬牙切齿。先咬紧再放松，再咬紧再放松，反复练习，每天做数百次，能健脑养肾。如果在排便的时候咬紧上下牙，能有效防止肾气外泄，达到固齿的目的。

1. 冬至起居，勤晒被褥多保暖

冬至，俗称“冬节”，时间在每年的阳历12月21日至23日之间，这一天是北半球全年中白天最短、夜晚最长的一天。冬至这一天，有北方吃饺子、南方吃汤圆的习俗，可见人们对这个节气非常重视。

《月令七十二候集解》中描述冬至“十一月中，终藏之气，至此而极也。”古代将冬至分为三候：“一候蚯蚓结；二候麋角解；三候水泉动。”冬至在养生学上是一个最重要的节气，主要是因为“冬至一阳生”。古代养生修炼非常重视阳气初生这一时期，认为阳气初生时，要像农民育苗一样小心保护，精心调养，使其逐渐壮大。冬至是数九的开始，因此民间认为，在冬至前后进补为最佳。

关于冬补的时间，一般有三种说法：一是在立冬后至立春前；二是在冬至前后；三是“三九天”。这三种说法各有各的适用范围，如何选择，要根据自己的体质状况而定。如平和体质者身体状况较好，一般不需特殊进补；阳虚体质者和慢性病体虚者需长时间进补，进补可从立冬进行到第二年立春；体质稍有偏颇但不需大补的人，选择在“三九天”最冷的时间段进补即可。

冬至前后，要注意勤晒被褥，避免潮湿。有科学家计算得出这样的结论：每人每昼夜要从皮肤排出约1000毫升汗水，每周也要从皮肤分泌40～60克油脂类物质，这些汗水和油脂在晚上睡觉的时候就会粘到被褥上。时间久了，被褥里面的潮湿之气就会聚拢，不易发散，容易滋生细菌。经过暴晒之后，被褥就会恢复干爽，铺盖舒适而不会让人生病。其次，被褥上的细菌在人体分泌的汗水和油脂中很容易繁殖。阳光中的紫外线有强烈的杀菌消毒作用，能杀死各种细菌、微生物。通过日光晒被褥既经济又能灭菌。经过日光暴晒后的被褥会更加蓬松、柔软，盖上之后会有舒适感，闻起来有沁人心脾的味道，有助于入眠。

再来说说穿衣保暖这件事。人穿上衣服之后，就会处在温度比室温高，变化比室温小的气层里。衣服无法减少人体热量的散失，也无法保存人体的热量，只是使身体周围有一层温暖的空气，让身体向外散热的速度暂时减慢。有测定结果显示，人穿上衣服之后，约能保存由于传导和辐射而散发的全部热量的1/3。所以，在寒冷的冬季，注意衣服的保暖性，对减少人体热量的散发、御寒保暖有着重要意义。冬至前后，气温已经非常低了，此时千万不能为了“美丽冻人”而不顾健康。

节气养生锦囊

艾灸神阙激发阳气：冬至是阴阳二气自然转化的节点，此时艾灸神阙穴是激发身体阳气上升的最佳时间。把艾条点着后以肚脐为中心，熏灼肚脐周围就可以了。注意不要烫到皮肤，有温热的感觉即可。每天1次，每次15～20分钟。艾灸神阙穴可益气补阳、温肾健脾、祛风除湿、温阳救逆、温通经络、调和气血。

2. 温肾壮阳，年头年尾补肾阳

《黄帝内经》说：“冬三月，早卧晚起，必待日光，此冬气之应，养藏之道也。”民间有“夏练三伏，冬练三九”的说法，此时正是加强锻炼，提高身体素质的关键时刻。因为人体抵御寒冷、病邪靠的是阳气，只有阳气充足，才能百毒不侵、百病不生。这段时期，正是阳气开始生长的时候，所以一定要把养生功课做好，使阳气逐渐强壮起来。

肾主一身之阳，所以壮阳离不开强肾。肾阳充足才是振奋一身阳气的根本。大多数人认为，只有男人才需要壮阳，却不明白女人为什么冬天怕冷、手脚冰凉、容易衰老、体质下降，这也都是阳气不足的表现。也就是说，在小寒这个节气里，壮阳的功课是任何人都不能缺少的。

冬季养生饮食的总原则是顺应体内阳气的潜藏，以敛阳护阴为根本，味宜减咸而增苦，以养心气。冬至时节，寒冷已经到来，人体新陈代谢水平相对较低。此时，主要靠肾脏来发挥作用，肾脏功能越强，生命力越旺盛，所以饮食也应以“滋肾”为主。自古以来，冬至就是最佳的进补时节，可以增强人体抵御风寒和外邪的能力。所以，在饮食选择上，可以选用牛肉、羊肉、狗肉等来滋养脏腑，在调味品上可以多选择一些辛辣食物，如胡椒、辣椒、姜、蒜等。下面为大家推荐几种冬至时节进补的食疗方，大家可以按照体质选择。

✲ 冬季补益要得宜

肾中精气有赖于水谷精微的供养，才能不断充盈和成熟。冬季气温偏低，肾又喜温，肾虚之人通过膳食调养，效果通常都比较好。肾虚有阴阳之分，进补时对症用膳，方可取得显著效果。肾阳虚者可选择羊肉、鹿茸、肉苁蓉、肉桂、益智仁等温肾壮阳之物；肾阴虚者，可选用海参、地黄、枸杞、甲鱼、银耳等滋补肾精之品。中医认为黑色入肾，因此冬天补肾，黑色食品最合时宜。

✲ 保持充足的饮水量

在日常生活中，除一日三餐外，每日还应保持 1500 ~ 2000 毫升的饮水量。尤其是冬天，天气干燥，人们常有口干舌燥之症。补足水分，不仅有利于肾脏的正常排泄，还有利于滋润皮肤，消除上述症状。此外，菜肴不可过咸。一般人以每人每日摄盐量为5克左右为宜，因为食盐几乎全部都从肾脏排泄。菜肴过咸，食盐分过多，会增加肾脏的负担。

✻ 节欲保精长寿健康

肾精主要靠养，因此补肾的第一要领就是节制性生活。《寿世保元》中说："精乃肾之王，冬季养生，应节制性生活，不要恣其情欲，伤其肾精。"养生学家认为，精气是构成人体的基本物质，精气流失过多，会有碍"天命"。《泰定养生主论》也认为，"三十者，八日一施泄；四十者，十六日一施泄，其人弱者，更宜慎之，人年五十者，二十日一施泄……能保持始终者，袪疾延年，老当益壮"。冬属阴，其气寒，主藏，故冬天以养精气为先，对性生活应有节制。严格而有规律地节制性生活，是健康长寿的必要保证。

✻ 适当锻炼养肾强身

冬季坚持适当运动对养肾大有裨益，可使肾中精气更加充沛旺盛。比如，散步、慢跑、打球、做操、练拳舞剑等都是很适合冬季锻炼的项目。

✻ 慎用药物以防伤肾

对肾脏有损害的药物，诸如磺胺类、卡那霉素、链霉素以及解热镇痛药等，冬天均应慎用。若患病非用不可，要在医生的指导下，选用对肾脏损害小的药物，以免损害肾功能。

节气养生锦囊

补肾固虚功：自然站立，双脚分开与肩同宽，双臂自然下垂，掌心朝内侧，中指指尖紧贴风市穴，拔顶，舌抵上腭，提肛，净除心中杂念。全身自然放松，两手心向下侧平至肩平，掌心转向前，两手由侧平向前合至身前向下45°，两掌相合摩擦36次。然后两手转向背后，两内劳宫贴肾命穴上，两手同时上下摩擦36次（一上一下为1次）。掌心翻转向外，半握拳，指尖不接触掌心，外劳宫贴肾命穴，保持20分钟。

3. 冬至亚岁宴，“吃好”才健康

在古代，人们认为冬至这天阴阳二气自然转化，乃上天赐予的福祉，因此在这一天要多休息，和亲朋友好一起办个“亚岁宴”，以示庆贺。《晋书》上有记载：“魏晋冬至日受万国及百僚称贺……其仪亚于正旦。”唐宋时，冬至这一天更是备受重视。《东京梦华录》也记载：“十一月冬至，京师最重此节，虽至贫者，一年之间，积累假借，至此日更易新衣，备办饮食，享祀先祖。官放关扑，庆贺往来，一如年节。”现如今，冬至节已经不再那么受到重视，但是民间依然有庆祝冬至的习俗。

冬至这一天，讲究“吃冬至肉”“供冬至团”“馄饨拜冬”。这些饮食习俗中包含着许多养生的知识。

所谓“吃冬至肉”，在北方，冬至这一天有吃羊肉和狗肉的习俗。在寒冷的冬季，这两种肉确实是进补的好食物。羊肉性温，有补气、温肾壮阳的作用。天寒地冻之时，吃点羊肉，确实具有强身健体、防寒保暖的功效。狗肉味咸性温，有温补肾阳的作用，特别适合冬季进补，所以有“寒冬至，狗肉肥”，“喝了狗肉汤，冬天能把棉被当”之说。

除了羊肉和狗肉，黑豆也是冬季进补的佳品。黑豆有补肾益阴、健脾利湿、除热解毒等功效，李时珍在《本草纲目》中称“常食黑豆，可百病不生”。黑豆特别是对遗尿、小便频数等肾虚症有很好的补益作用。

在南方，“吃冬至肉”讲究吃腊肉，各式各样的腊肉、腊肠、腊鸭、火腿、咸肉、熏肉等，都是人们喜爱的东西。腊肉通常是经过烟火熏烤出来的猪肉，猪肉能够补虚强身、滋阴润燥、丰肌泽肤，熏烤之后更是多了开胃祛寒、消食等功效。这么好的食物，现在传到北方，北方也有很多人喜欢吃。

腊肉虽好，却不适合多吃，也不是人人都能吃，中老年人就不是特别适合。为什么呢？高血脂、高血糖、高血压是中老年人的常见病，而腊肉是高脂肪、高胆固醇、高盐的食物，吃了简直就是雪上加霜。小孩子也不适合吃，英国《太阳报》曾报道，儿童如在一周内吃熏肉、香肠、腊肠、咸鱼等经加工处理的肉类食品超过一次，患白血病的概率就会增加74%。所以，为了健康，中老年人和小孩要慎吃腊肉。

“供冬至团”其实就是冬至这一天吃汤圆，是南方的习俗。所谓“家家捣米做汤圆，知是明朝冬至天”，说的就是这个意思。汤圆的外皮是用糯米做的，具有补中益气、健脾养胃的功效；里面的馅儿多种多样，各有好处。但是，脾胃不好的人尽量少吃汤圆，因为糯米黏性重，不易消化。吃汤圆最好再喝点儿汤，可以促进消化吸收，“原汤化原食”说的就是这个意思。

“馄饨拜冬”也就是冬至这一天吃馄饨，这一习俗比较普遍。馄饨的馅料十分丰富，猪肉、莲藕、山药、平菇、虾仁、松仁等，都是冬季进补的好食物。

冬至的饮食习俗里包含的养生知识很多。如果对身体有益的，我们可以多采用，反之则避免。扬长避短，不但饮食如此，待人处事更应如此。从饮食文化中领悟到处世的道理，才是更高的境界。

节气养生锦囊

银川冬至吃“头脑”：先将紫蘑菇洗净、熬汤，熬好后将蘑菇捞出。再将羊肉丁下锅烹炒，炒干后放姜、葱、蒜、辣椒面翻炒。入味后将切好的蘑菇和肉丁一起再炒一下，然后用醋一腌，放入调和面、精盐、酱油。肉烂以后放木耳、金针（黄花菜）略炒，将蘑菇汤加入，汤滚开后放进切好的粉块、泡好的粉条，再加入韭黄、蒜苗、香菜，这样，一锅羊肉粉汤就做好了。

4. 空气干燥，谨防慢性支气管炎

寒流来袭的时候往往也是许多疾病的高发期，慢性支气管炎就是最容易在冬季突发的疾病之一。许多慢性气管炎患者，每当寒流来临时，病情往往会加重。这是因为寒冷会降低呼吸道黏膜的抵抗力，破坏其防御机能，如果此时病菌入侵，或原来潜伏在呼吸道中的细菌趁机捣乱，就会引起旧病复发。

阳气不足，肺脾肾功能减退，卫外功能差，这些都是诱发慢性支气管炎的人体内在因素。慢性支气管炎属于中医“痰饮”“哮喘”的范畴，其发病的主要表现就是痰。慢性支气管炎者稍受风寒，痰就会增多，可导致急性发病。而冬至时节，早晚、室内外温差变化均十分明显，对慢性支气管炎患者十分不利。

冬天比较寒冷，空气相对干燥，呼吸道的抵抗力容易下降。慢性气管炎的患者由于长期的慢性气管炎，气道可能有一些受损，更容易导致感染。所以，保暖是慢性支气管炎患者温肾阳的重要一步。慢性支气管炎患者平时应多穿衣服，晚上睡觉要盖暖和的被子，防止腹部受凉。出门应戴帽子、围巾和手套，如果选择摩托车或自行车等出行工具，最好再准备一件棉背心保护腹部。

慢性气管炎的患者还要特别注意防治感染。说得再直白一些，就是注意不要得感冒。因为一旦感冒，就容易引起感染，虽然感冒刚开始是病毒性的，由于抵抗力低，很可能继发细菌感染。一旦感冒发生，这类患者要尽早就医，控制已经产生的炎症，不能让感染进一步发展。

慢性支气管患者也可常做一些耐寒锻炼，来增加抵御寒冷的能力，预防感冒。具体做法是：每日早、中、晚用冷水洗脸，开始可每日 1 次，以后根据情况逐渐增加次数。洗脸以后用手摩擦头和面部，每次 5 ~6分钟，可增强上呼吸道的抗寒能力和个人体质。“太极拳”“呼吸体操”等适宜的体育活动，也可增加患者呼吸肌耐力、提高机体的生理功能、增加食欲、调整睡眠、增强体质、减少呼吸道感染的次数，使肺功能得到改善。

饮食调养上，应采用“制源畅流”的方法。“制源”是减少痰涎的来源，“畅流”可以因势利导，加强祛痰作用。这就要求慢性支气管炎患者多吃具有祛痰、健脾、补肾、养肺作用的食物，如枇杷、橘子、梨、莲子、百合、大枣、核桃、蜂蜜等，这些均有助于减轻慢性支气管炎症状。另外还要远离辛辣、厚味的食物。原因很简单，因为无论是辛辣的食物还是脂多厚味的食物都不容易消化，很容易在体内产生痰湿，为慢性支气管炎提供“痰”的基础。慢性支气管炎患者在冬天的时候可以多吃一点养肺的梨子或橘子。尤其是橘子，味甘酸，性凉，入肺、胃经，具有开胃理气、止咳润肺的功效。所以，在冬天的时候吃点橘子也可以有效预防慢性支气管炎的发生。

特别需要注意的是，烟酒更是禁用品，因为它们造成的痰湿后果一点也不比辛辣食物轻。吸烟会引起呼吸道分泌物增加，支气管反射性痉挛，致使排痰困难，有利于病毒、细菌的生长繁殖，使慢性支气管炎进一步恶化。酒会刺激支气管收缩，加重病情。长期大量喝酒还能降低机体抵抗力，使慢性支气管炎久久不能治愈。

节气养生锦囊

多喝蔬果汁润燥止咳：蔬果汁对慢性支气管炎有较好疗效，它不仅能止咳化痰，而且还能补充维生素与矿物质，对疾病的康复非常有益。可以将生萝卜、鲜藕、梨子切碎绞汁，加蜂蜜调匀服用，对慢性支气管炎的热咳、燥咳疗效显著。

小寒

——养阳气，养肾气

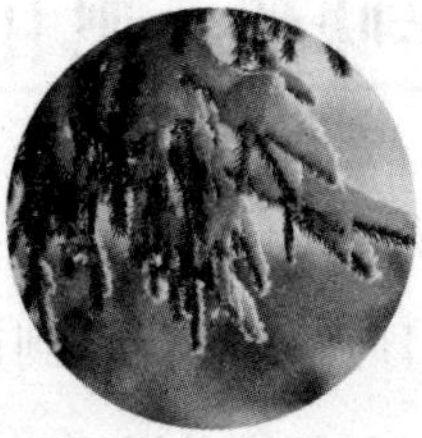

《望梅·小寒时节》

——佚名

小寒时节，正同云暮惨，劲风朝烈。

信早梅、偏占阳和，向日暖临溪，一枝先发。

养生细节提醒：

◎可以多按摩腹部、腰部进行驱寒，按摩腹部的方法为：双手对搓至热，之后将右手放到左手上，以肚脐为中心，稍微用力，先顺时针，后逆时针方向按揉，按摩范围由小到大，再由大到小。搓腰的方法为：双手快速搓热，用掌心上下搓摩腰部，至腰部红热。

◎宜多运动，如慢跑、跳绳、踢毽子等，尤其是选择阳光温暖的午后运动最为适宜。

◎小寒时节容易加重心脏病、高血压患者的病情，脑卒中患者增多。所以，以上人群务必做好保暖工作，高血压患者宜经常测量血压，随时调整用药量。

1. 三九年味浓，肥甘厚味要有度

在一年二十四个节气中，小寒是第二十三个节气。每年的1月6日左右（1月5—7日），太阳运行到黄经285°。小寒之后，一年中最寒冷的时刻就来临了。民间有种说法，冷气积久而寒。这个时候，天气虽然寒冷，但还没有到极点的大冷，故而称为小寒。

古代将小寒分为三候："一候雁北乡；二候鹊始巢；三候雉始鸲。"古人认为，候鸟中雁顺阴阳而迁移，此时阳气已动，所以大雁开始向北迁移。当然，此时大雁还不会迁移至我国的最北方，只是已离开了南方最热之地。这时候北方到处可见到喜鹊，并且喜鹊感觉到阳气而开始筑巢。第三候"雉鸲"的"鸲"为鸣叫的意思。也就是说，雉在接近四九时会感阳气的生长而鸣叫。

《月令七十二候集解》上记载："十二月节，月初寒尚小，故云。月半则大矣。"众所周知，小暑、大暑和处暑表示夏季气温冷暖变化，小寒与大寒与之相对应，表示的是冬季气温的冷暖变化。小寒时天气就已经变得很冷，对于我国的大部分地区，小寒和大寒期间是一年中最冷的时期，民间说，"冷在三九"。"三九"大多是1月9—17日，正好在小寒的节气内。小寒过了，三九天就到了一年中可以"出门冰上走"的时段。

养生就是要与自然界中的万事万物相顺应。冬天万物敛藏，人们须收藏阴精，内聚精气，滋养五脏。民间也一直有"民以食为天"之说，唐代名医孙思邈曾说过："安生之本，必资于食，……不知食宜者，不足以生存也，……故食能排邪而安脏腑"，也说明了饮食对人体的作用。

进入小寒，年味渐浓，人们开始忙着贴对联、剪窗花、买年画、挂彩灯、准备各种丰盛的美味佳肴。小寒节气中有一些传统食物是可以滋补养生的。

因为临近新年，人们的饮食很可能存在过于滋补的问题。适当滋补对身体有益，但无章无法地乱补，却会加重身体负担，应本着“因人施膳”的原则。元代《饮食须知》中就强调：“饮食，以养生，而不知物性有相宜相忌，纵然杂进，轻则五内不和，重则立兴祸患。”所以这里要提醒人们的是，在进补时不要被“五味所伤”，更应根据自身情况有选择地进补。

此时宜用“无糖少油”的标准来安排一日三餐，减少糖、油以及刺激性食物的摄入量，应少喝可乐、果汁、浓咖啡，还要少吃巧克力、糖果、奶油蛋糕、油炸食品、生葱、生蒜、辣椒等食物。安排膳食时可以多准备一些红薯、竹笋、芹菜等膳食纤维比较丰富的食物，以保持大便通畅。脾胃消化不良者冬季进补应以容易消化吸收为原则。

药补不如食补，在吃药进补前，应该先把自己的饮食调理好。首先应先向医生咨询了解自己的体质，然后根据自身体质选择相宜的事物进补，例如煲汤、熬粥，或每天摄入适量坚果，都是很好的食补方式。

俗话说：“药补不如食补，食补不如动补”。要注意药补、食补、动补三结合，忌单纯进补。冬季进补只是养生保健的一个重要方面，单纯只靠进补并不能达到理想境界，还应当配合适当的体育锻炼和脑力劳动，并注意调理好饮食，才有益于养生。

冬季流感咳嗽时不宜进补。一般来说，进补过程中，如患感冒发热、急性肠炎等症，须暂停补益，待痊愈后再服用。在服用人参、西洋参时，忌食萝卜、鱼腥草和浓茶，以免降低药效。此外，补药宜在早晚空腹或午饭前 1 小时服用，以使补药物尽其用。

补品并不是越贵越好，关键在于对症进补。中医认为，“气为血之帅，血为气之母”。冬季进补切忌一味偏补，而应注意兼顾气血阴阳，防止过偏而引发其他疾病。所以，冬季进补忌一味追求补品的珍贵难得，不对症的贵重补品对身体或许更是伤害。

节气养生锦囊

冬季进补之“忌”：服用人参进补时，忌食萝卜，以免影响人参的进补效果；凡有感冒发热、不思饮食、消化不良、呕吐腹泻等病症，都应暂停服用任何滋补品，待病愈后再进补，进补时忌进食过于甘腻的食物，忌过食生冷食品，以免妨碍对补药、补品的吸收。

2. 小寒吃糯米，防寒补脾胃

二十四节气中，部分节气很受人们的重视，有各种各样的“迎节”方式。相比之下，小寒这一天则清冷许多。此时外面天寒地冻，人们习惯于围在火炉边，动也懒得动一下，巴不得这样严寒的天气赶紧过去，没什么心情关注这个节气。但还是有一些地方在小寒这一天有一定的饮食讲究。比如广东人的习俗是早上吃糯米饭；南京人会煮“菜饭”来吃，都是以糯米为主料。

糯米又叫江米，味甘、性温，是一种温和的滋补品，健脾养胃的效果特别好，还有补虚、补血、止汗等作用。《本草经疏》里介绍了糯米补脾养胃、益肺气的作用：“（糯米）补脾胃、益肺气之谷。脾胃得利，则中自温；温能养气，气顺则身自多热，脾肺虚寒者宜之。”《本草纲目》中也对糯米的作用进行了描述：“（糯米）暖脾胃，止虚寒泻痢，缩小便，收自汗，发痘疮。”所以，但凡是有脾胃虚寒引起的反胃、食欲减少、泄泻，以及气虚引起的盗汗、气短无力，还有尿频等症状，都可以适当吃些糯米来缓解。

糯米吃了后会周身发热，在滋补的同时，还能起到御寒的作用，特别适合在小寒和三九天到来的时候吃。南京人和广东人在小寒这一天会蒸糯米饭来吃。糯米饭当然不是单一的糯米，又要加一些其他的“配料”，比如腊肉、香菇、花生等适量。先把糯米和花生淘洗了备用，腊肉切成丁备用。往锅里放适量油，稍加热后，把腊肉倒进去炒出香味。然后再把糯米和花生一起倒入锅里不断翻炒，直至将出水炒干并且出了香味。把炒过的香菇腊肉糯米饭倒进电饭锅，加适量清水（稍多加一点能够煮的更软）煮熟即可。

糯米饭里有腊肉、香菇，还有花生。腊肉十分美味，据说慈禧太后携光绪皇帝避难西安的时候，陕南地方官吏曾进贡腊肉御用，慈禧食后，赞不绝口。就养生保健来说，腊肉性味咸甘平，具有开胃祛寒、消食等功效。香菇性味甘平，益气补虚，健脾胃，是冬令的滋补食品。《本草求真》中说：“香蕈（即香菇）味甘性平，大能益胃助食，及理小便不禁。”花生甘平，入脾、肺经，有健脾和胃、利肾去水等功效。《本草纲目》中说花生能“悦脾和胃、润肺化痰、滋养补气”，《药性考》中也说花生具有“养胃醒脾，滑肠润燥”的作用。这样做出来的糯米饭，香润可口，还能够补身体。

与吃糯米饭相比，用糯米熬粥，补身体的效果更好，特别是对脾胃特别有好处，因为粥本身具有健脾养胃的作用。《医药六书药性总义》中说：“糯米粥为温养胃气妙品。”比如糯米山药粥：用糯米100克，山药300克，红枣10颗，枸杞子15克，山药去皮、切丁，糯米洗净，同红枣一起放入锅中，加水适量烧开，改小火煮粥。等到粥熟了之后再加入枸杞子，搅拌均匀，稍煮一两分钟就可以了。

方中山药甘平，有健脾胃、益肺肾、补虚羸的作用。《本草纲目》中介绍了它“益肾气，健脾胃”的作用。红枣被称为“铁杆庄稼”，也是重要滋补品。红枣甘温，能补中益气、养血生津，特别适合脾虚弱、食少便溏、气血亏虚这一类情况的人吃。枸杞子甘平，补肝益肾，“久服坚筋骨，轻身不老，耐寒暑”。所以，此粥方有补益脾胃、敛汗止渴、益气补肾等功效，是冬季滋补的佳品。

另外，还可将糯米 50 克，黑芝麻 30 克，分别用文火炒成微黄色，共研成末，装在瓶中备用。每天用热水冲几勺来吃，补肝肾、润五脏、养胃津，对于气短、白发、脱发、病后虚弱等都具有明显的补益作用。

节气养生锦囊

糯米虽好莫贪食：糯米虽好，却不能一次性贪吃太多，而且要细嚼慢咽。因为糯米本身黏滞，不容易消化，吃多了很可能引起胸腹胀满，老人、儿童、肠胃虚弱者更要注意。

3. 养肾防寒，喝一碗腊八粥

我国农历节气中的腊八节刚好在小寒这个节气里，古人有腊八节喝腊八粥的传统。过去，在腊八这一天，人们要打猎祭祖，“腊者，猎也，言田猎取禽兽，以祭祀其祖也”说的就是这个意思，还要欢庆丰收和驱疫禳灾。后来，腊八节成了佛门节日，祭祖、驱灾等活动都淡了，人们在这天敬神供佛。宋代以后，人们还会在腊八这天熬制、品尝和赠送腊八粥。到了现在，打猎、祭祀、敬神供佛之类的活动自然是早就不见踪迹。但是，吃腊八粥的习惯却一直流传到今天。

腊八粥又叫七宝五味粥，一听名字就知道，并不是煮一碗白米粥那么简单，而是由多种材料组成。最开始，腊八粥是用赤小豆、糯米煮成。后来，材料逐渐增多。南宋《武林旧事》记载："用胡桃、松子、乳蕈、柿、栗之类做粥，谓之'腊八粥'。"《素食说略》记载："腊八粥，以栗子、芡实、菱米、莲子、薏米、白扁豆、松子仁、核桃仁之类，与粳米同煮。"

而腊八粥中当数老北京的最讲究了。据《燕京岁时记》记载："腊八粥者，用黄米、白米、江米、小米、菱角、栗子、红豇豆、去皮枣泥等，合水煮熟，外用染红桃仁、杏仁、瓜子、花生、榛穰、松子及白糖、红糖、葡萄，以作点染。"配料之多，竟有近20种。

此外，人们还可以根据自己的口味和身体的需要去加减腊八粥的成分，以达到防病保健的效果。下面介绍下腊八粥常用的一些配料在养生保健方面的作用，供大家在做腊八粥的时候按照自己的需要加减。

核桃营养价值很高，被誉为"万岁子""长寿果"。中医认为，核桃甘温、无毒，有健胃、补血、补肾、润肺、益智健脑等功效。

松子味甘、性平，具有补肾益气、养血润肠、滑肠通便、润肺止咳等作用，可用于治疗肢体麻痹、头晕目眩、燥咳便秘等病症。

栗子具有养胃健脾、补肾强筋、活血止血的功效，对反胃不思饮食、泄泻、吐血、衄血、便血、筋伤、骨折、瘀肿等病症有不错的治疗效果。

花生性平、味甘，可养血补血、补脾润肺，有滋润肌肤的效果，还有通乳的功效。

莲子具有养心安神、益肾涩精止带、补气健脾、涩肠之功，有心烦失眠、脾虚久泻、大便溏泄、腰痛、男子遗精、妇人赤白带下等问题时都可使用。

桃仁有润肠通便、活血行瘀、止咳平喘的功效，可用于闭经、痛经、炎症肿痛、肢体麻痹、肠燥便秘、跌打损伤等疾病的治疗。

桂圆具有良好的滋养补益作用，益心脾、补气血，可用于气血不足所致的失眠、健忘、惊悸、眩晕等症。

大枣有健脾养胃、养血安神的功效，对气血不足、贫血、肺虚咳嗽、失眠、高血压等均有一定疗效。

另外，薏米、扁豆、芡实、菱角等也都有各自的功效。可以结合起来根据自己的需要选择。不管加减如何，腊八粥滋补的功效是非常好的，能起到滋补效果。所以，不但腊八这一天，整个冬天甚至其他季节的任何时候，都可以用这样营养丰富的粥来养生保健，所达到的功效不会比那些市场上卖的补品弱，只会更好。

节令食俗并非只有在某个节令这一天才可以吃，将好的东西运用到日常生活中发扬光大起来，才对身体更好。

节气养生锦囊

开胃祛寒腊八蒜：在一些地方，腊八节还要制作醋泡蒜。将蒜瓣去老皮，浸入米醋中，装入小坛封严，至除夕启封，蒜瓣湛青翠绿，是吃饺子时的很好的佐料。醋泡蒜不仅开胃，还能祛风寒。

大寒

——防燥邪，防寒冷

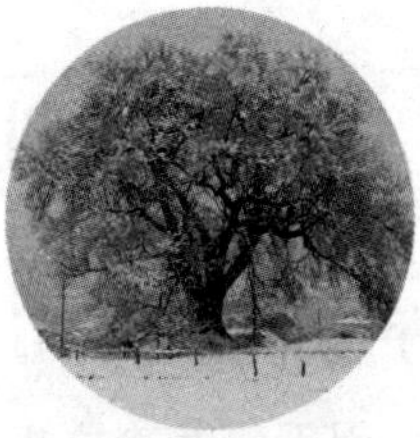

《大寒》

——陆游

大寒雪未消，
闭户不能出，
可怜切云冠，
局此容膝室。

养生细节提醒：

◎宜早睡晚起，宜增添衣物、防寒防风。

◎早晨气温太低，易发心血管疾病。所以最好等到太阳出来之后再做户外锻炼。中午或下午最好到户外活动 1 小时左右。

◎饮食上以温性、绿色食物为主，注意荤素搭配。

◎吃火锅的时候尽量多加点蔬菜，以消解火锅的燥热之气。

1. 大寒，“冬藏”到“春生”的转折

大寒，在每年1月20日前后，太阳到达黄经300°时。大寒是24节气中的最后一个，因天气寒冷之极，故名大寒，过了大寒，将迎来新一个节气轮回。大寒是冬季即将结束的时候，蕴含着大地回春的迹象。到了大寒节气，很多地方冰天雪地、天寒地冻，是一年中最冷的时期，也是冰冻、大雪等灾害性天气高发的时间段。

中国古代将大寒分为三候：“一候鸡乳；二候征鸟厉疾；三候水泽腹坚。”也就是，说大寒初候母鸡可以孵小鸡了；二候时鹰隼等征鸟正处于捕食能力极强的状态中，它们盘旋于空中寻找猎物，以补充能量来抵御寒冷；三候时天气最冷，连河流的中央都被冻成厚厚的坚冰，这个时候去溜冰是最有意思的。大寒节气正处于岁尾，人们开始忙着准备年货、扫尘布新，因为中国人一年中最重要的节日春节就要到了。农历十二月初八是腊八节，在民间也是个非常重要的日子，这一天人们会腌制腊八蒜，还会用各种谷物、杂粮搭配花生、栗子、红枣、莲子等做出美味的腊八粥。

农谚说：“三九四九冰上走，五九六九沿河看柳。”意思是说，三九、四九是一年中最冷的时期，河面结冰，江河封流，而一旦进入五九、六九，气候开始逐渐转暖，沿河的柳树也开始发新芽了。

一年四季有“春生、夏长、秋收、冬藏”的特点。人生于自然，就应该顺应自然规律，才能够尽享天年。从大寒到立春这段时间，正是天气由冷逐渐转暖的阶段，气候特点由“冬藏”转至“春生”，养生保健也要随之“转轨”，生活饮食起居也要做出相应的调整。冬季根据个

人体质适量进补，符合冬藏的养生原则。但在大寒到立春的这段时间里，不管是食补还是药补，进补的量都要逐渐减少，以便逐渐适应即将到来的春季的舒畅、升发、条达的季节特点。

饮食上，在立春到来前，最好把动物类的进补食物改为植物性的，如灵芝、鲜菇汤等，另外，还要戒烟限酒。考虑到大寒期间是感冒等呼吸道传染性疾病的高发期，应适当多吃一些温散风寒的食物以防御风寒邪气的侵扰。对于口味较重的北方人来说，减少食盐摄入量也很关键，因为咸味入肾，过量易伤肾气，不利于保养阳气。

中医认为，“起居有常，养其神也，不妄劳作，养其精也”。意思就是说，起居上仍要顺应“冬藏”的特性，早睡晚起，劳逸结合，养精蓄锐。此外，“大寒大寒，防风御寒”，在大寒时节还要注意防风防寒。衣着要随着气温的变化随时增减，例如在出门时可以根据自身情况适当添加外套，并戴上口罩、帽子和围巾等。有心脑血管疾病和呼吸系统疾病的患者此时尽量避免在早晨和夜晚出门，以防昼夜温差较大，引起疾病发作。

大寒时节最好养成睡前泡脚的好习惯。“寒从脚起，冷从腿来”，人的腿脚一冷，全身皆冷。在冬夜入睡前，可用热水或药汤先泡泡脚，以达到畅通血脉、改善睡眠质量的功效，尤其是那些经常在夜间看书、写作、久坐到深夜的人，临睡前用热水泡泡脚更是对身体大有好处。

大寒节气又是感冒等呼吸道疾病的高发期，适当多吃点温散风寒的食物，可防御风寒的侵扰。在日常饮食中可常食用些生姜、大葱、辣椒、花椒、桂皮等，都能收到发散风寒的功效。对于因外感风寒而患上的轻度感冒，可选用生姜加红糖水来治疗，疗效还是非常不错的。

正所谓“冬天动一动，少闹一场病”。冬季锻炼、活动同样对养生有着特殊的意义。从冬至开始，自然界阳气始生。但到立春前，阳气仍然处于较低水平的相对闭藏状态。在大寒到立春这段时间里，气候仍然寒冷干燥，在养生方面还要顺应大自然这种封藏之性，早睡晚起，等到日出再起床锻炼，在室外活动不可起得太早，特别是太阳没出来之前的空气质量和室外气温都不适宜运动。因为日出象征着阳气的强壮，此时运动，不易被寒所伤，这对体弱的老年人来说尤其重要。

节气养生锦囊

太阳出来再运动：俗话说，“小寒大寒冷成一团”。此时锻炼，一定要注意以下两点：此时早晨的温度过低，是心脑血管疾病的高发时段，锻炼一定要避开清晨，应等到太阳出来后再锻炼。因为室外的温度太低、穿的衣服又多，人的关节和韧带灵活性很差，正式运动前要做好准备活动，使身体舒展，以减少运动损伤。

2. 大寒美味易食积，消食导滞要抓紧

很多人认为，大寒时节要进补，什么好吃的、好喝的都摆出来。大人们在面对美食的时候多少还有些自制力，但对于孩子们来说，面对各种各样美味的食物，往往缺乏自我节制，很可能吃多造成食积。

大寒这个节气里正好在春节前后，美味佳肴琳琅满目，此时更要注意小儿食积的问题。食积，讲得直白一点儿，就是我们平常所说的“吃伤食”，把饭菜吃到肚子里去，但是它们都停留在胃中没有消化。可是，胃在肚子里，我们从外面又看不到，怎样判断吃下去的东西是不是堆积

起来没有消化呢?

很简单，东西吃下去要是全部被消化吸收，胃就会变空，孩子就会饿，要东西吃。如果前一天吃了东西，第二天还感觉不到饿，那就是吃伤食了。当然，光是感觉肚子饱也没什么大不了的。但是，因为食物不消化，停留在胃中会让小孩子痛苦不已，表现为呕吐、胃口不佳、大便有酸臭味并含有不消化食物残渣、腹部隆起、睡眠不安、磨牙、夜间常有惊哭等。如果长久如此，孩子会出现营养不良，影响身体健康。

既然问题已经出现，就要想办法解决。中医解决食积，要分虚实治疗。如果孩子只是偶尔多吃一次造成食积，病程短，腹胀而且拒绝抚按，或伴有低热、哭闹不安，多属实证，治疗以消食导滞为主。如果孩子经常出现食积，腹胀但喜欢抚按，伴有精神疲惫、形体消瘦，多属虚中夹实证，治疗应健脾消食，消补兼施。

对于占大多数分量的实证，可用焦三仙、炒鸡内金各 6 克，一起放入锅中加适量的水熬煮十多分钟，给孩子喝，消积导滞的作用十分明显。焦三仙并不是一味药物，而是焦麦芽、焦山楂、焦神曲这三味具有良好的消积化滞作用的中药的合称。焦麦芽最擅长解决淀粉类食物造成的食积，焦三楂对肉类或油腻过多的食积效果特别好，焦神曲更擅长于解决米面类食物造成的食积。三者合用，作用全面，功能也会进一步增强。这些东西不但对小儿食积效果很好，对成人偶尔的食积也有一样的效果。

鸡内金就是鸡肫，可消积滞，健脾胃，功效十分明显，所以才有此名称。《医学衷中参西录》里讲：“鸡内金，鸡之脾胃也。中有瓷石、铜、铁皆能消化，其善化瘀积可知。居中焦以升降气化，若有瘀积，气化不能升降，是以易致胀满，用鸡内金为脏器疗法。若再与白术等分并用，为消化瘀积之要药，更为健补脾胃之妙品，脾胃健壮，益能运化药力以消积也。”说得很明白，鸡内金作为鸡的胃，连鸡吞下的小石子、铜铁碎屑都能一并消化掉，它对于消积化滞的作用就可想而知了。中医历来就有“脏器疗法”，以动物的脏器补人体的脏器，此处也正是以鸡的脾胃补人的脾胃。

对于虚证，如上所述，可以直接在上方中加入一些太子参、白术等补脾运脾的药物，“更为健补脾胃之妙品”，脾胃强健了，消化食物的能力强了，自然就不容易食积了。还可用山楂、扁豆、薏苡仁、茯苓、白术各10克，鸡内金、莪术各3克，放在一起煎汤，每天2次，健脾消食的效果也很好。

食积最主要的原因就是吃得太多，所谓“饮食自倍，肠胃乃伤”，吃多了，超过脾胃所能承受的范围，脾胃就要罢工了。正如《老残游记》所讲：“可知太痛快了不是好事：吃得痛快，伤食。”

所以，要注意控制孩子的饮食，不要让孩子遇到喜欢吃的东西，就没完没了吃个不停。如果已经食积，特别是伴有呕吐、腹泻的话，可以暂时禁食8～12小时。之后，渐渐饮食一些清淡好消化的食物，比如藕粉、蔬菜汤。

节气养生锦囊

葛花蜂蜜解酒茶：葛花10克，加300毫升开水，加盖焖泡，待水温降下来后调入适量蜂蜜即可，这道茶能解酒醒脾，喝酒前和酒后都可以喝一些。葛花是一味中药，可以在药店买到。

3. 大寒保养，试试弹舌、摩耳养生功

大寒时节，天气寒冷，驱寒保暖不在话下。除了要规范自己的饮食起居，还可以尝试一下弹舌和摩耳养生法。

先来说说“弹舌功”。中医认为，心开窍于舌，舌头既是消化食物的“搅拌器”，又是说话发声的“调节器”。舌头上分布着很多神经，连着大脑。无论是咀嚼食物，还是唱歌、说话，大脑都会准确地指挥舌头运动。当人体衰老时，特别是脑力衰老时，首先出现的就是舌头僵硬，活动不灵活，俗话说“舌头不转弯”，因此又有“人老先从舌上老”的说法。所以，舌头的运动可以起到保健的作用，古代就有弹舌之法养心健脑的说法。

中年人想防止大脑衰老，经常活动舌头简便易行。舌头的活动是通过神经反射间接刺激大脑，使大脑的思维活动增强，提高人的理解力和记忆力，防止细胞萎缩退化及逐渐衰老，增强身体机能、延长人的寿命。

具体操作：用舌头来回舔上腭 30 ~ 50 次，用舌头舔左颊部 30 次，右颊部 30 次；用舌头舔上下牙齿、牙龈各 30 次；半张开口，用力弹动舌头发出“嗒嗒”的响声 30 ~ 50 次。弹舌是对脑的良性按摩，有健脑护脑的功效。运动舌头的过程中，唾液腺受到刺激分泌量增加，此时慢慢咽下唾液，对身体大有裨益。

还有一套简单的舌头运动保健法：首先，每天早起刷牙时，对着镜子，舌头伸出、缩进，各做 10 次，之后舌头在嘴巴外面向左右各摆动 5 次。之后，坐在椅子上，双手十指张开，放在膝盖上，上半身前倾，

先用鼻子吸气，之后嘴巴大大张开，舌头伸出且呼气，同时睁大双眼，平视前方，反复操作 3 ~5 次。接着，舌头伸出并缩进，同时右手食指、中指和无名指指尖在左下颌至咽喉处，上下搓擦 30 次。接着，舌头伸出和缩进的时候，用左手三指的指尖往右下颌至咽喉处来回搓擦 30 次。最后，对着镜子，嘴巴张开，舌头轻轻伸出，保留 2 ~3 秒，反复操作 5 次。

再来说说“摩耳功”：肾是人体的重要脏器之一，中医认为肾为先天之本，肾功能正常与否对健康长寿有着重要影响，而冬季正好是养肾的季节。中医认为，肾藏精，开窍于耳，耳朵的孔窍是肾气的代表，而耳朵是肾的外观。所以，中医治疗肾脏疾病的穴位多在耳部。

提拉耳垂法：双手食指放在双耳耳屏内侧，用食指、拇指提拉耳屏和耳垂，自内向外提拉，手法由轻到重，牵拉的力量以不疼痛为限，每次 3 ~5 分钟。此按摩手法能治疗头痛、头昏、神经衰弱、耳鸣等疾病。

手摩耳轮法：双手握空拳，用拇指和食指沿着耳轮上下来回摩擦，至耳轮充血发热为止。此方法能健脑、强肾、聪耳、明目，能防治阳痿、尿频、便秘、腰腿痛、颈椎病、心慌、胸闷、头痛、头昏等病症。

提拉耳尖法：双手拇指、食指夹捏耳郭尖端，向上提揪、揉、捏、摩擦 15 ~20 下，至局部发热发红。此按摩方法有镇静、止痛、清脑明目、退热、抗过敏、养肾等功效，能防治高血压、失眠、咽喉炎、皮肤病等。

搓弹双耳法：双手分别轻捏双耳耳垂，再搓摩至发红发热，之后揪住耳垂往下拉，再放手让耳垂弹回。每天 2 ~3 次，每次 20 下，这种方法能促进耳朵的血液循环，进而达到强肾壮腰的功效。

双手拉耳法：左手举过头顶向上牵拉右侧耳朵 15 ~20 下，之后右手牵拉左耳 15 ~20 下。这个锻炼方法还能促进下颌下腺、舌下腺的分泌，能减轻喉咙疼痛，治疗慢性咽炎。

耳朵运动按摩法：双手掌心摩擦至发热后，向后按摩耳的正面，之后向前反折按摩耳朵背面，反复按摩 5 ~6 次。这种方法能疏通经络，对肾脏和全身脏器都有非常好的保健作用。

节气养生锦囊

房间慎用加湿器：很多人喜欢用加湿器来增加房间里的湿度。从中医的角度上说，加湿器还是少用比较好，因为加湿器通常会导致空气湿度过大，过多的湿气会被身体吸收成为内湿，进而形成痰湿，影响脾胃健康。